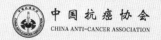
中国抗癌协会
CHINA ANTI-CANCER ASSOCIATION

甲状腺癌

中国肿瘤整合诊治指南（CACA）

CACA GUIDELINES FOR HOLISTIC INTEGRATIVE MANAGEMENT OF CANCER

2022

丛书主编 ◎ 樊代明

主　　编 ◎ 葛明华　高　明　程若川

U0244959

天津出版传媒集团

天津科学技术出版社

图书在版编目(CIP)数据

中国肿瘤整合诊治指南.甲状腺癌.2022 / 樊代明
丛书主编;葛明华,高明,程若川主编. -- 天津:天
津科学技术出版社,2022.5
ISBN 978-7-5576-9987-1

Ⅰ.①中… Ⅱ.①樊…②葛…③高…④程… Ⅲ.
①甲状腺疾病—腺癌—诊疗—指南 Ⅳ.①R73-62

中国版本图书馆CIP数据核字(2022)第064834号

中国肿瘤整合诊治指南.甲状腺癌.2022
ZHONGGUO ZHONGLIU ZHENGHE ZHENZHI ZHINAN.
JIAZHUANGXIANAI.2022

策划编辑：方　艳
责任编辑：张建锋
责任印制：兰　毅

出　　版：天津出版传媒集团
　　　　　天津科学技术出版社
地　　址：天津市西康路35号
邮　　编：300051
电　　话：(022)23332390
网　　址：www.tjkjcbs.com.cn
发　　行：新华书店经销
印　　刷：天津中图印刷科技有限公司

开本 787×1092　1/32　印张4.625　字数50 000
2022年5月第1版第1次印刷
定价：39.00元

丛书主编

樊代明

主　编

葛明华　高　明　程若川

副主编

王　宇　关海霞　刘绍严　陈晓红　林岩松

郑传铭　郑向前　秦建武　耿　刚　詹维伟

编　委（姓氏笔画排序）

马斌林　王佳峰　石臣磊　刘　辉　刘勤江

朱一鸣　许　坚　何霞云　张　园　张杰武

张　彬　张　鑫　李振东　李清林　杨安奎

沈春英　苏艳军　陆汉魁　陈　光　房居高

武晓泓　郑　颖　赵代伟　赵敬柱　徐　荣

黄晓明　黑　虎　谭　卓

秘　书

吕　恬　慕转转　魏文俊

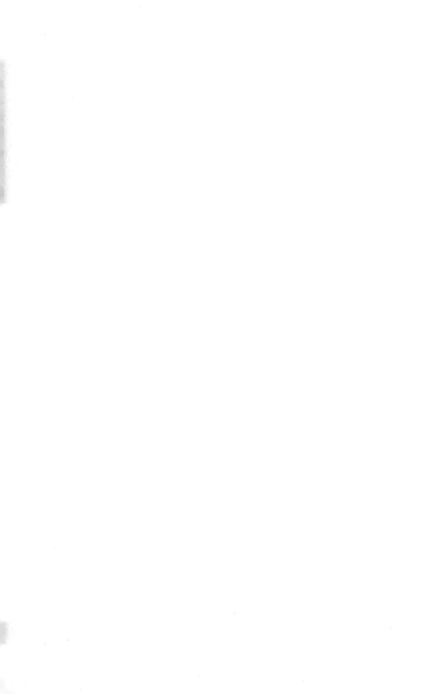

目录

前 言

甲状腺癌（Thyroid Cancer，TC）是内分泌系统和头颈部最常见的恶性肿瘤。过去的30年中，全球范围内TC发病率大幅增加，成为十大恶性肿瘤之一。WHO国际癌症研究机构发布的全球185个国家最新癌症负担数据显示2020年全球新发TC 58.6万例，位列第九位，其中女性44.9万例，位列第五位。我国TC同样增长迅速，2003—2012年间平均每年增长20.43%，国家癌症中心数据显示TC发病位列所有恶性肿瘤第七位，位列女性肿瘤的第四位。欧美发达国家TC 5年生存率为98.6%，我国年龄标准化5年相对生存率84.3%。

如何对TC进行筛查、诊断、规范化治疗，如何对持续/复发/转移性TC基于MDT（Multi-disciplinary Team/Treatment，多学科诊疗团队）客观评估的系统性治疗，以及规范、有效的治疗后动态评估及系统随访，将是提高我国TC生存率、改善病患生活质量的重要保证，也是甲状腺领域专家肩负的重要责任。

— 第二章 —

甲状腺癌的流行病学与筛查

第一节 流行病学

TC起源于甲状腺滤泡上皮细胞或滤泡旁细胞（又称C细胞）。滤泡细胞源性TC包括乳头状癌（Papillary Thyroid Cancer，PTC，占所有甲状腺癌的80%~85%）、滤泡状癌（Follicular Thyroid Cancer，FTC，10%~15%）、低分化癌（Poorly Differentiated Thyroid Carcinoma，PDTC）和未分化癌（Anaplastic Thyroid Carcinoma，ATC，<2%）。滤泡旁细胞源性甲状腺癌即甲状腺髓样癌（medullary thyroid carcinoma，MTC），约占甲状腺恶性病变的1%~5%。

近年来，全球范围内TC发病率大幅增加，主要归结于PTC的增加。我国TC同样增长迅速，其流行病学特征主要包括：发病中，PTC占比大（约92%），城市显著高于农村，东部地区高于中西部地区。

造成TC发病率上升的主要原因是高分辨率超声和细针穿刺（Fine Needle Aspiration，FNA）检查的广泛应用以及民众对健康体检的重视，使得更多较小、低风险PTC被确诊。但亦有研究表明，所有年龄组TC绝对发病率均在增加，所以不能仅仅只归结于诊断强度的增加，而是检查和筛查增多及其他尚未明确因素综合作用的结果。

尽管TC发病率增加，但其导致的死亡率几乎在全球所有地区都相对稳定在较低水平。美国TC的死亡率从1994年的0.40/10万增至2013年的0.46/10万每年，平均每年增加1.1%，而发生远处转移或Ⅳ期PTC，每年增加2.9%。欧洲男性与女性TC死亡率分别为0.5/10万和0.7/10万，随时间和地区变化很小。在2003—2012年间，中国TC年龄标准化死亡率维持在0.26/10万~0.36/10万间波动，且长期生存率出现显著改善，来自17个癌症登记处的数据显示TC年龄标准化5年相对生存率从2003—2005的67.5%上升至2012—2015的84.3%，但仍显著低于一些发达国家水平。

部分TC的发生与遗传相关。5%~10%的分化型甲状腺癌（Differentiated Thyroid Carcinoma，DTC）有家族遗传性，可作为家族性肿瘤综合征的组成部分，也可为非综合征型（家族性非髓样TC），罹患病例的一级亲属DTC风险明显增加。约25%的MTC是遗传性，由胚系RET基因变异导致，其MTC可作为2型多发性内分泌腺瘤病（Multiple Endocrine Neoplasia，MEN-2）

的表现之一。

环境和饮食因素中，童年期电离辐射暴露是DTC目前唯一确认的环境风险因素。切尔诺贝利核事故使污染地区儿童和青少年TC的发病率显著增加，儿童期恶性肿瘤接受放疗的幸存者TC发病风险增高均证实这一点，然而电离辐射的暴露与成人甲状腺癌的关系并不明确。近年来多个荟萃分析显示肥胖可能是TC的风险因素。一项包含524万样本的大规模人群研究显示高体重指数与10种常见癌症的发病风险增加有关，其中TC的风险约增加9%。碘缺乏和碘过量都可引起甲状腺疾病，缺碘会增加辐射诱发TC的风险，但目前无证据表明碘摄入过量与TC风险增加有关，也无证据表明食盐加碘与TC高发有关。海水鱼与贝壳类饮食，没有增加TC风险，在缺碘地区反具保护作用。十字花科蔬菜摄入与TC也无明显关系。

第二节　甲状腺癌的筛查

国际卫生组织对肿瘤的筛查计划通常基于以下证据：①证明患者确有风险；②证明筛查可在早期阶段发现疾病；③早期诊断对后续预后有影响，包括复发和生存。尽管利用高分辨超声结合细针穿刺细胞学检查可早期发现TC，但目前无证据表明对无症状人群行TC筛查有明确获益。

我国相关部门尚无TC筛查计划，但有些体检将甲状腺超声列为可选项目。我国TC长期生存同发达国家差距明显，有必要积极开展研究，制定适合我国国情的TC筛查策略。

对TC高风险人群（童年有辐射暴露史、前述遗传综合征病史者及其一级亲属、MEN-2及其一级亲属、携带胚系RET基因变异MTC的一级亲属等），应行TC筛查。

第二章 甲状腺癌的流行病学与筛查

— 第三章 —————————————

甲状腺癌的诊断

第一节　临床表现

大多数TC没有明显临床症状。部分由于结节压迫周围组织，出现声音嘶哑、压迫感、呼吸/吞咽困难等症状。合并甲状腺功能异常时可有相应临床表现，如甲状腺功能亢进或减退。部分患者多因颈淋巴结肿大就诊。若肿瘤压迫颈交感神经节，可产生Horner氏综合征。

甲状腺髓样癌（Medullary Thyroid Carcinoma，MTC）可产生降钙素（calcitonin，Ctn）和5-羟色胺，可引起腹泻、心悸、面色潮红等症状，可合并出现多发性内分泌腺瘤病2型（Multiple Endocrine Neoplasia，MEN-2）、家族性多发性息肉病及某些TC综合征。

甲状腺未分化癌（Anaplastic Thyroid Carcinoma，ATC）常表现为多种症状同时或交错出现，或以消化、呼吸系统的某一症状为突出表现，常伴声音嘶哑、颈区疼痛等症状，颈前常可触及板样硬肿物且发展迅速，边界不清，活动度差或相对固定。

第二节　影像学诊断

1　超声检查

高分辨率超声是评估 TC 的首选方法。其操作简便、无创廉价，是甲状腺最常用且首选的影像学检查方法，建议所有临床触诊或机会性筛查等方式发现的甲状腺结节均应行高分辨率颈部超声检查。

TC 超声征象包括：①实性低回声或极低回声；②结节边缘不规则；③点状强回声弥散分布或簇状分布的微小钙化；④垂直位生长；⑤甲状腺外浸润；⑥同时伴有颈淋巴结超声影像异常，如淋巴结呈高回声，内部出现微钙化、囊性变、异常血流、形态呈圆形、淋巴门消失、皮髓质分界不清等。超声医师鉴别甲状腺结节良恶性的能力与临床经验相关。

近年来，甲状腺弹性成像和超声造影在评估甲状腺结节的应用中日益增多，超声弹性成像于 2005 年应用于甲状腺病灶检查，其诊断和鉴别诊断价值已获医学界一定认可。超声造影则有助甲状腺病灶诊断更为标准化、规范化。

主要推荐：

（1）怀疑 TC 均应行颈部超声检查。

（2）超声检查鉴别甲状腺癌的能力与超声医师的临床经验相关。

2　其他影像在评价 TC 的作用

在 TC 定性方面，CT 和 MRI 不优于超声。但对特殊区域，如上纵隔等，还需借助 CT 和 MRI，CT 扫描可评估 TC 病变范围及与周围重要结构如气管、食管、颈动脉的关系，对制定手术方案及预测术中可能发生的损伤有重要意义。对复发转移性甲状腺癌，可用增强 CT 了解肿瘤与周围组织的关系，用增强 MRI 了解脑转移征像，对怀疑合并有远处转移者，必要时可加做 ^{18}F-FDG（^{18}F-2-Deoxy-2-fluoro-D-glucose，氟[^{18}F]脱氧葡萄糖）PET-CT 以了解全身肿瘤负荷等。但单纯依靠 ^{18}F-FDG PET-CT 显像不能准确鉴别甲状腺结节的良恶性。

主要推荐：

（1）CT、MRI 可辅助评估 TC 原发灶、颈淋巴结的病变范围及与周围重要器官关系，协助制定手术方案。

（2）不建议将 ^{18}F-FDG PET-CT 作为评估甲状腺结节的常规检查，对怀疑有远处转移的晚期 TC 可用之进行全身评估。

（3）对怀疑有复发或转移的 MTC，初诊包括全身体检、颈部超声、颈胸部 CT、腹部 MRI、骨扫描、脊椎骨盆 MRI。如未发现病灶，可行 ^{18}F-FDG，^{18}F-DO-PA 和 ^{68}Ga 生长抑素受体为显像剂的 PET-CT。

第三节　实验室诊断

术前应行甲状腺功能、Tg 及甲状腺抗体检测，并作为动态监测的基线评估，但 TSH 和 Tg 不推荐用于甲状腺肿瘤良恶性的鉴别诊断。

多项前瞻性非随机研究证明常规血清 Ctn 筛查可以发现早期的 C 细胞增生和 MTC，从而提高 MTC 的检出率及总体生存率（Overall Survival，OS）。美国甲状腺学会（American Thyroid Association，ATA）对于 Ctn 筛查持中立态度，但认可其在部分亚组患者中有重要参考价值。国内专家共识并建议对怀疑恶性的甲状腺肿瘤，术前应常规检测 Ctn，同时还应检测 CEA（carcino embryonic antigen，癌胚抗原）。

MTC 肿瘤负荷与血清 Ctn 水平常呈正相关。术前血清 Ctn 值可有效辅助判断淋巴结转移范围，当 Ctn 值分别 >20、50、200、500 pg/mL 时，常可代表可疑淋巴结转移至同侧中央区和同侧侧颈区、对侧中央区、对侧侧颈区以及上纵隔区。当 Ctn≥150 pg/mL 时，应高度怀疑病情有进展或复发。但需注意，少数 MTC 会出现 Ctn 和 CEA 正常或降低现象。

主要推荐：

（1）不推荐Tg用于TC的鉴别诊断。

（2）DTC全甲状腺切除术后应常规检测Tg与TgAb，建议连续监测用于持续评估术后复发风险及治疗反应。

（3）怀疑甲状腺恶性肿瘤患者，术前应常规检测血清Ctn对MTC进行鉴别筛查，Ctn升高或考虑MTC应同时检测CEA。

（4）血清Ctn值升高可反映体内MTC瘤负荷水平，可作为指导MTC临床评估的有力依据；参考影像学及血清Ctn值对颈淋巴结转移和清扫范围进行初步判断。

第四节　穿刺

TC穿刺包括粗针穿刺和细针穿刺，前者大多用于甲状腺淋巴瘤或未分化癌的组织学诊断，临床常用的穿刺为细针穿刺（Fine Needle Aspiration Biopsy，FNAB）。对临床常见的分化型甲状腺癌，术前定性诊断以FNAB的敏感度和特异度最高，且有助于减少不必要手术，并帮助确定恰当的手术方案。

FNAB细胞学诊断报告多采用Bethesda报告系统（The Bethesda System for Reporting Thyroid Cytopathology，TBSRTC）。该系统于2007年首次提出，2009年正式发布，是医学界广为接受且规范化的甲状腺细胞病理学诊断分类依据。近年来甲状腺领域出现众多进展。2017年10月，修订后的第二版TBSRTC面世，新版将仍然沿用第一版使用的六个类别名称，即Ⅰ.标本无法诊断或取材不满意（Nondiagnostic or Unsatisfactory，UD/UNS）；Ⅱ.良性病变（Benign）；Ⅲ.意义不明确的细胞非典型病变，或意义不明确的滤泡性病变[Atypia of Undetermined Significance（AUS）or Follicular Lesion of Undetermined Significance（FLUS）]；Ⅳ.滤泡性肿瘤或可疑滤泡性肿瘤（如为许特尔细胞型需特殊标明）[Follicular Neoplasm（FN）or Suspicious for a Follicular Neoplasm（SFN），specify if Hürthle cell（oncocytic）type]；Ⅴ.可疑恶性肿瘤（Suspicious for Malignancy，SM）；Ⅵ.恶性肿瘤（Malignancy）。而且，新版仍然基于这六类细胞学结果，分别给出恶性风险度和临床处理建议。

本指南将两版内容对比概括表3-1，并按照Bethesda分类具体解析如下：

012

表3-1 两版TBSRTC中各类别细胞学结果的恶性风险度和临床处理意见对比

Bethesda 分类 Bethesda Category	恶性风险度 Risk of Malignancy (%)				通常采用的临床处理意见[a] Usual Management	
	2007版	2017版			2007版	2017版
		NIFTP≠癌	NIFTP=癌			
I UD/UNS	1~4	5~10	5~10		超声引导下再次FNA	超声引导下再次FNA
II Benign	<1~3	0~3	0~3		临床和超声随访	临床和超声随访
III AUS/FLUS	5~15	6~18	10~30		再次FNA	再次FNA、分子标记物检测或甲状腺腺叶切除
IV FN/SFN	20~30	10~40	25~40		甲状腺腺叶切除	甲状腺腺叶切除或分子标记物检测
V SM	60~75	45~60	50~75		甲状腺全切或腺叶切除	甲状腺全切或腺叶切除[b,c]
VI Malignancy	97~99	94~96	97~99		甲状腺全切	甲状腺全切或腺叶切除[c]

a. 最终临床处理策略需结合其他因素（如临床表现、超声特点等）。

b. 有研究推荐使用分子标记物检测决策甲状腺手术类型（腺叶切除、甲状腺全切）。

c. 如细胞学诊断为"可疑转移癌"或"转移癌"，则不适于行甲状腺手术。

淋巴结FNAB洗脱液Tg水平检测可辅助诊断DTC有无淋巴结转移。若为TC转移性淋巴结，FNAB洗脱可以检出Tg水平较高。

检测FNAB洗脱液的Ctn水平可辅助诊断MTC的诊断。

主要推荐：

（1）术前评估甲状腺结节良恶性时，FNAB是敏感度和特异度最高的方法。

（2）超声引导下FNAB可以提高取材成功率和诊断准确率。

（3）FNAB洗脱液Tg及Ctn水平检测可辅助诊断DTC、转移淋巴结及MTC。

第五节　分子检测

临床不能确诊的TC患者，可借助分子检测提高诊断准确率。经FNAB仍不能确定良恶性的甲状腺结节，可检测穿刺标本某些TC的分子标记物，如BRAF突变、Ras突变、RET/PTC重排、PAX8/PPAPγ基因重排及基因联合检测等，能提高确诊率。分子检测可提高TC诊断准确率，但临床仍不能单独依此诊断甲状腺结节性质。分子检测应始终与细胞学、临床和超声检查结果相结合参考。

BRAF等分子标志物的检测可提高PTC细针穿刺

病理诊断的准确性，BRAF突变与DTC的侵袭性、复发率及死亡率相关，将BRAF突变与原发灶大小、腺外侵犯等肿瘤特征整合纳入复发风险分层系统作为判断标准，有助于判定术后是否进行^{131}I治疗，从而进一步降低TC复发风险。

除BRAF突变特征外，研究提示TERT突变在晚期侵袭性TC发生及发展中有重要作用，TERT突变与BRAF突变并存者复发与死亡风险显著高于仅伴有其中之一突变或无突变者，提示TERT在晚期TC预后中的意义。

术前行RET基因筛查和遗传咨询，有助于判定MTC是否为遗传性，从而进行临床评估并指导治疗方案。临床上约有1%~7%的散发性MTC实际具有遗传性MTC的基因背景，散发性病例行基因筛查可进一步明确疾病分型。对遗传性MTC，应当常规告知患者，遗传性RET突变可能给家庭成员带来风险。育龄的RET突变携带者，尤其是MEN2B型，应进行孕前或产前遗传咨询。

对以下人群推荐RET基因筛查和遗传咨询：①散发性MTC患者；②遗传性MTC患者及一级亲属；③在儿童或婴儿期出现MEN2B表征的父母；④皮肤苔藓淀粉样变患者；⑤先天性巨结肠病，携带RET基因10号外显子突变者。

RET基因筛查包括：①MEN2A基因筛查（RET基因突变位点主要包括10号外显子第609、611、618、620密码子、11号外显子第630、634密码子）；②MEN2B基因筛查（RET基因突变位点主要包括16号外显子M918T突变和15号外显子A883F突变，若结果阴性则需RET基因编码区全测序）。

对遗传性MTC据不同突变位点进行风险分层，可分为三级：①最高风险（HST）包括MEN2B患者和RET密码子M918T突变；②高风险（H）包括RET密码子C634突变和A883F突变；③中等风险（MOD）包括遗传性MTC中除M918T、C634、A883F突变之外的患者。

主要推荐：

FNAB仍不能确定的甲状腺结节，可检测穿刺标本TC分子标记物。术前RET基因筛查和遗传咨询有助于MTC的临床评估和风险分层。

第六节　人工智能

基于大量超声图像训练的人工智能模型可以辅助判断DTC的淋巴结转移。已有研究表明基于卷积神经网络的人工智能模型可以鉴别甲状腺结节良恶性，其诊断准确率与高年资超声科医师相当。少数研究表明基于卷积神经网络的人工智能模型可以基于TC原发灶超声影像对TC淋巴结转移进行预测，但其准确率相对有限。

主要推荐：

基于大量超声图像训练的人工智能模型可以辅助TC的诊断。

——第四章————

甲状腺癌的治疗

第一节 甲状腺癌多学科整合诊疗原则

TC是典型的跨学科疾病，诊治过程涉及多个学科。多学科整合诊疗（Multi-disciplinary Team/Treatment to Holistic Integrative Medicine，MDT to HIM）在TC治疗和管理中起重要作用。以DTC为例，手术治疗是核心治疗手段，术后 ^{131}I治疗和TSH抑制治疗是重要的辅助治疗手段。而系统治疗，如放疗、化疗及靶向药物治疗、中医药治疗等在疾病不同阶段发挥重要作用。对于常规TC治疗，一般参照指南进行规范化诊治，可避免治疗不足或治疗过度。对复杂疑难、难治性TC，有条件的单位应纳入MDT to HIM，为患者制定合适的整合治疗方案。MDT to HIM团队根据实际情况和需求而定，一般包括各亚专业治疗专家（如外科、核医学科、内分泌科、肿瘤内科、放疗科、中医科等）、诊断专家（如超声科、影像科、病理科等）以及其他相关的医学专业人员（如营养、护理、心理、康复等)。

第二节　甲状腺癌的治疗目标

绝大多数 DTC 患者预后良好，治疗目标是改善 OS，降低疾病复发和转移风险，实现准确的疾病分期和风险分层，同时最大可能地减少与治疗相关并发症的发生率和不必要的治疗。

MTC 有其独特的发病机制、遗传背景、综合征表现，治疗目标为改善 OS，对早期患者偏重提高治愈率、降低复发和转移风险，对晚期患者需整合评估现有治疗手段与患者获益，合理选择治疗方案以提高生存率。

ATC 比较少见，预后极差，治疗目标有其特殊性，可能是治疗性或姑息性。一旦确诊，应由 MDT to HIM 团队仔细讨论并与患者或家属充分沟通后制定治疗计划，明确患者是否适合接受积极治疗，并尽快与患者及家属展开"治疗目标"讨论，其中包括临终治疗方案（如姑息治疗和临终关怀措施等）。沟通时应避免传递过于乐观或过于悲观的信息。

主要推荐：

基于 ATC 的特殊性，治疗目标的制定应进行 MDT to HIM 讨论并与患者或家属充分沟通和讨论。

第三节 外科治疗

外科治疗是TC最核心的疗法，也是绝大多数患者唯一根治治疗手段。

1 分化型甲状腺癌的外科治疗

1.1 分化型甲状腺癌原发灶的手术方式

DTC的甲状腺切除术式主要包括全/近全甲状腺切除术和甲状腺腺叶+峡部切除术。确定DTC甲状腺切除范围，应根据cTNM分期、肿瘤死亡/复发的危险度、各种术式的利弊和患者意愿，细化外科处理原则，不可一概而论。

以往，基于DTC多灶性倾向和清甲治疗有助于随访的原因，全/近全甲状腺切除术是DTC的主要术式。美国国家癌症数据库分析5万余例PTC显示，甲状腺全切能使大于1cm的PTC生存获益，复发风险降低，但绝对获益非常小，全甲状腺切除术和腺叶切除10年总OS分别为98.4%和97.1%，复发率为7.7%和9.8%。

对低危和部分中危患者，全/近全甲状腺切除术和甲状腺腺叶+峡部切除术的临床疗效相似。Adam等对1998—2006年间美国国家癌症数据库61775名PTC分析表明，在校正多项重要预后因素后，全甲状腺切除术并未给1~4cm的PTC带来生存优势，即使对1~2cm

和2~4cm的PTC进行亚组分析也是同样结果。与全/近全甲状腺切除术相比，甲状腺腺叶+峡部切除术更有利于降低术后并发症，特别能避免永久性甲状旁腺功能低下和双侧喉返神经损伤等严重并发症。

全/近全甲状腺切除术的适应证：①童年有头颈放射线接触史；②原发灶最大径>4cm；③双侧多癌灶；④不良病理亚型，如PTC的高细胞型、柱状细胞型、弥漫硬化型、实体亚型、FTC的广泛浸润型、低分化型TC；⑤有远处转移，术后需^{131}I治疗；⑥伴双侧颈淋巴结转移；⑦伴肉眼腺外侵犯。全/近全甲状腺切除术的相对适应证：单侧多癌灶，肿瘤最大径介于1~4cm，伴TC高危因素或合并对侧甲状腺结节。

甲状腺腺叶+峡部切除术的适应证：局限于一侧腺叶内的单发DTC，且原发灶≤1cm、复发危险低、童年无头颈部放射线接触史、无颈淋巴结转移和远处转移、对侧腺叶内无可疑恶性结节。甲状腺腺叶+峡部切除术的相对适应证：局限于一侧腺叶内的单发DTC，且原发灶≤4cm、复发危险低、对侧腺叶内无可疑恶性结节；微小浸润型FTC。

主要推荐：

DTC原发灶手术应权衡获益与风险，选择性应用全/近全甲状腺切除术或甲状腺腺叶+峡部切除术。

1.2 分化型甲状腺癌颈部淋巴结的处理

中央区是 TC 淋巴结最常见转移部位，对临床评估中央区淋巴结转移阳性的 PTC 行治疗性中央区淋巴结清扫术无争议，对中高危 PTC 行预防性中央区淋巴结清扫争论较小，但对低危 PTC 的预防性中央区淋巴结清扫争论较大。不同的研究结果并不一致，国内主流观点为：在有效保证喉返神经和甲状旁腺前提下，同期行患侧中央区淋巴结清扫术。

对 DTC 建议行治疗性侧颈区淋巴结清扫术，不主张做预防性侧颈淋巴结清扫。PTC 隐匿性转移较高，仅约 20% 会出现临床转移，大多数并不发展为临床转移。同时，隐匿性颈淋巴结转移并不降低病人的生存率。因此，对于 cN0 的 DTC 一般不建议行预防性侧颈区淋巴结清扫，但也有学者提出对部分 cN1a 患者（如中央区广泛转移，局部晚期，肿瘤位于上极等）可考虑行侧颈淋巴结清扫术。

主要推荐：

（1）对临床评估中央区淋巴结转移阳性 TC 行治疗性中央区淋巴结清扫。

（2）对有高危因素（如 T3-T4 病变、多灶癌、家族史、幼年放射线接触史、侧颈淋巴结转移等）中央区淋巴结 cN0 PTC，应行患侧中央区淋巴结清扫。

（3）对 cN0 低危 PTC，综合考虑肿瘤因素和功能保护等决定是否行中央区淋巴结清扫。

（4）不建议对cN0滤泡癌行中央区淋巴结清扫。

（5）对临床评估侧颈淋巴结转移的DTC行侧颈区淋巴结清扫术。

1.3 持续/复发/远处转移DTC

关于持续/复发/远处转移DTC（persistent/recurrent/metastatic DTC，prm-DTC）的总体治疗策略，优先顺序依次是：对可能手术治愈者行手术治疗；对放射性碘（radioiodine，RAI）反应者行术后^{131}I治疗；外放疗或其他定向治疗（如热消融治疗）；对稳定或缓慢进行性无症状者行TSH抑制治疗；对疾病迅速进展的难治性DTC者行激酶抑制剂的全身治疗或参与临床试验。外科手术是prm-DTC最基础、有效的治疗手段。

主要推荐：

对可能手术治愈的prm-DTC优先考虑手术治疗。

1.4 未侵犯重要结构的颈部prm-DTC的外科治疗

prm-DTC在临床中很常见，再次手术难度大、风险高，因此选择再次手术时，应权衡手术风险与获益，在减少医源性损伤的同时降低肿瘤复发率和死亡风险。应由临床经验丰富的甲状腺专科医师进行手术。

对中央区较小的淋巴结，可以密切随访，当淋巴结出现增大穿刺确诊为转移时再行手术治疗。研究显示，约1/3的术后病人中央区可发现淋巴结，其中淋巴结较小（<11mm）者仅少部分（<10%）随诊中病灶增大，最终病理证实为PTC的比例<5%。因此，以最小径≥8mm作为分界，既可避免漏掉可能进展的病灶，又能在FNA穿刺诊断、手术中定位病灶时有较大把握。

对超声怀疑侧颈区淋巴结转移者，经多年随访，仅约9%出现淋巴结长径增长>5mm。因此，对侧颈区淋巴结最小径<10mm，仍可密切随访。对最小径≥10mm的淋巴结，经FNA证实为转移后，可行手术治疗。

决策手术应考虑以下因素：病灶位置（是否邻近重要结构），既往手术范围、并发症（甲旁减、喉返神经及喉上神经麻痹），原发灶恶性程度等。若病灶邻近重要结构、原发灶恶性程度高，可适当放宽适应证。

主要推荐：

对prm-DTC首选手术治疗，对较小的可疑病灶严密随访，对最小径≥8mm的中央区淋巴结或最小径≥10mm侧颈区淋巴结经穿刺证实恶性后，行手术治疗。若病灶邻近重要结构，原发灶恶性程度高，可适当放宽适应证。

1.5 对侵犯周围重要器官的颈 prm-DTC 的外科治疗

prm-DTC容易粘连并侵犯周围重要结构，如喉、气管、食管、颈血管和喉返神经等，对手术切除范围一直存在争议，但切除肉眼可见的肿瘤对于控制局部复发十分重要，也有利于延长生存。此类手术应由具有临床经验丰富的专科医师进行，必要时请胸外科、血管外科、耳鼻喉科（头颈外科）、骨肿瘤科、修复重建外科协助手术。

研究显示，局部晚期 DTC 行 R0（完全切除且切缘阴性）、R1（切缘阳性）切除时，5 年疾病特异性生存率（Disease Specific Survival，DSS）分别为 94.4%、87.6%，而 R2（肉眼可见病灶残留）切除时生存率明显下降，5 年 DSS 仅为 67.9%。对喉返神经受累者：若术前评估无声带麻痹，尽可能切除肿瘤，同时保留神经功能；若已有声带麻痹、肿瘤包裹神经者，建议切除病灶及受累神经，并尽可能行神经重建。对颈部大血管受累者：单侧颈内静脉受累者，可切除患侧颈内静脉，不行血管重建；双侧颈内静脉受累者，可切除受累血管并血管重建；对可切除的颈总动脉受累者，切除后行血管重建。对消化道及呼吸道受累者：病灶未侵入管腔，建议行肿瘤剔除术；病灶侵入管腔，建议切除肿瘤及受累器官并吻合/重建/造口。对存在呼吸、吞咽困难等症状但无法切除者，建议行局部姑息性手术（如造瘘术等），术后常需辅以放疗、放射性碘治疗和其他系统性治疗。

主要推荐：

对病灶侵犯周围重要结构的颈部复发病灶，尽可能争取 R0 和 R1 切除，但需权衡全身综合因素及手术利弊。

1.6 远处转移灶的外科治疗

对孤立性远处转移灶行手术切除能提高生存率。研究显示肺、骨、脑或胰腺的转移，切除孤立性转移灶均能够提高生存率，甚至切除孤立性肺转移灶还有治愈可能性。适应证：①肺转移：孤立性肺转移灶可手术切除；②骨转移：孤立性骨转移灶，或出现骨痛、神经受累及病理性骨折可能性大，可手术治疗；③脑转移：孤立性脑转移灶，或出现中枢神经系统并发症，可手术治疗；④肝脏、胰腺转移等：孤立性转移灶可手术，但需权衡手术风险。

2 甲状腺髓样癌的外科治疗

2.1 MTC 的原发灶手术方式

手术是目前首选且唯一可以治愈 MTC 的疗法。对于遗传性 MTC，初次手术方式常为全甲状腺切除术；对散发性 MTC，由于病灶常累及双侧，且常为多灶，主流意见仍推荐全甲状腺切除为初治手术方式；对单侧且病灶较小的散发性患者，也可考虑行患侧腺叶+峡部切除术，但有争论。

有时 MTC 在单侧甲状腺切除术后才被确诊，对此是否需要补充全甲状腺切除术应根据个体情况而定，需权衡随访观察与补充手术的潜在风险和获益。对遗传性 MTC 应补充对侧腺叶切除，因为残留腺叶发展为 MTC 的可能性接近 100%。但散发性 MTC 双侧癌灶的发生率低于 10%。因此，除非患者有 RET 基因突变、术后基础或刺激后血清降钙素水平显著升高，或影像学显示残留病灶，一般不建议补充行全甲状腺切除术。

主要推荐：

（1）对基因检测已明确或有明确家族史的遗传性 MTC，无论肿瘤大小，单侧或双侧病灶，均应行全甲状腺切除术。

（2）对基因检测已明确的散发性 MTC，可行全甲状腺切除术；若病灶局限于单侧甲状腺，且无其他危险因素可行腺叶切除术。

（3）单侧甲状腺切除术后诊断为遗传性 MTC，需完成全甲状腺切除。

（4）单侧甲状腺切除术后诊断为散发性 MTC，对已有 RET 基因突变、术后血清降钙素水平升高或影像学显示残留 MTC 者，建议完成全甲状腺切除术。

2.2 MTC 颈淋巴结处理

MTC 颈淋巴结转移规律基本同 PTC，无论是散发性或遗传性 MTC，cN1a 均应行治疗性中央区淋巴结清扫。对cN0推荐双侧预防性中央区清扫术。

对所有MTC，cN1b均应行治疗性侧颈淋巴结清扫，而对临床评估侧颈淋巴结阴性是否行预防性侧颈清扫，则有争议。一般情况下，当中央区淋巴结转移数量≥4枚且术中发现肿瘤突破甲状腺被膜，建议行患侧侧颈淋巴结清扫；若术前基础血清Ctn水平分别超过20、50、200和500 pg/mL应分别行同侧中央和侧颈区、对侧中央区、对侧侧颈区和上纵隔淋巴结清扫。

遗传性甲状腺髓样癌，实为多发性神经内分泌肿瘤（MEN2）。常合并肾上腺嗜铬细胞瘤或甲状旁腺功能亢进，可导致血压及离子代谢异常。故在术前应行肾上腺嗜铬细胞瘤及原发性甲状旁腺亢进筛查，如合并肾上腺嗜铬细胞瘤，应首先手术处理嗜铬细胞瘤，然后再同期手术处理甲状腺及旁腺。

主要推荐：

（1）MTC病人建议常规行中央区淋巴结清扫。

（2）对cN1b MTC，应行侧颈和中央区淋巴结清扫。

（3）临床评估侧颈淋巴结阴性的MTC，一般不行预防性侧颈淋巴结清扫，但需结合中央区淋巴结转移情况、血清Ctn水平和原发灶等因素综合考虑。

2.3　复发性MTC的治疗

对明确甲状腺局部或区域淋巴结残留/复发者，应考虑二次手术。淋巴结清扫范围可涉及中央区、侧颈部及上纵隔淋巴结。约1/3患者二次手术后Ctn水平可降至正常水平，Ctn明显降低者后续发生远处转移的概率较小。

主要推荐：

对仅有局部区域残留/复发，且可手术切除的MTC应争取二次手术。

3 甲状腺未分化癌的外科治疗

ATC是一种罕见但高度致命的TC，治疗前应尽快明确诊断并评估严重程度，在MDT to HIM团队参与下，充分与患者及家属沟通治疗获益和风险，制定整合治疗方案。外科治疗是可切除ATC治疗的重要组成部分。

3.1 ATC术前评估内容

ATC进展迅速，术前快速准确评估尤为重要，将决定是否手术及何种手术。内容包括：①肿瘤分期：明确肿瘤范围和周围结构侵犯情况，有无远处转移；②气道评估：ATC气道评估必须迅速全面。包括声带活动度，肿瘤侵犯上呼吸道及消化道范围和程度，咽、喉或气管腔内情况。

主要推荐：

ATC应快速准确地完成术前肿瘤分期和气道评估。

3.2 ATC的手术选择和手术范围

对ⅣA或ⅣB期ATC需明确可否手术切除，可根据累及结构、能否满意切除（R0/R1）以及切除累及结构是否会导致严重并发症或死亡风险来确定。对可切除的ATC，切除要完全（R0或R1），并迅速过渡到辅助治疗，有望延长患者生存时间。研究表明手术治疗的ATC生存时间明显长于未手术者。

对肿瘤侵犯广泛的ⅣB期ATC，涉及内脏和血管结构的切除能否改善生存优势尚不清楚。激进广泛的器官切除疗效不确切而且影响患者生活质量；手术创伤大和术后并发症高将延迟后续放疗和系统治疗；而多个靶向药物已在ATC治疗上获得突破性进展。

对ⅣC期ATC，手术获益非常有限，如果发生或即将发生气道或食管梗阻，可切除局部病灶，缓解症状。

主要推荐：

（1）对预期能达到R0/R1切除的（ⅣA/ⅣB期）ATC，在MDT to HIM讨论后积极手术治疗，不建议对ATC实施减瘤手术。

（2）ATC预后极差，系统治疗有效，不推荐广泛的器官切除术（包括喉、气管、食道切除术及大血管切除重建和纵隔清扫术），建议MDT to HIM讨论决策。

3.3 ATC的气管切开策略

气道评估在ATC整个疗程都至关重要，气道状况在治疗中随时可能发生变化。气管切开术在ATC中非常常见，约40%ATC需行气管切开术。但气管切开术在ATC根治性治疗和姑息治疗中的作用是很复杂的。一方面，气管切开术可开放气道，防止窒息死亡，也可为其他治疗提供机会；另一方面气管切开术可能会延迟放疗和靶向治疗的时间，降低生存率。因此，是否行气管切开术应整合肿瘤因素，同时更应强调患者情况进行个性化决策。若甲状腺肿瘤严重侵犯或压迫气道，无法行常规气切和麻醉插管时，可考虑应用体外膜肺氧合（Extracorporeal Membrane Oxygenation，ECMO）。

主要推荐：

（1）ATC气管切开应综合判断，个体化决策。

（2）对于没有或判断不会发生气道梗阻者，不建议行预防性气管切开术。

（3）如可能，气管切开最好在术前插管麻醉下由有经验的外科医师实施。

4 腔镜/机器人甲状腺外科技术在甲状腺癌中的应用

腔镜下甲状腺外科技术（Endoscopic Thyroid Surgery，ETS）是过去20年甲状腺外科的主要进展。随着器械与设备的更新，尤其是高清腔镜与机器人辅助系统问世，ETS的临床应用日益广泛。根据建腔方式不同分二氧化碳充气式和无充气式；根据入路不同分颈前入路（近距离入路）和颈外入路（远距离入路）。颈前入路是一种小切口内镜辅助方法（如Miccoli术式）。颈外入路方法较多，目前国内应用较广泛的主要包括胸前入路、腋窝入路、双腋窝双乳晕（BABA）入路和口腔前庭入路等，不同方法各有优缺点。

ETS的主要优点在于实现了甲状腺手术切口微小化、隐蔽性，满足美容需求，放大了手术视野，利于甲状旁腺及喉返/上神经的识别与保护。ETS也存在诸多缺点，如颈外入路甲状腺手术可引入新的潜在并发症、学习曲线较长、存在技术上的挑战、增加医疗支出等。研究显示，在严格选择病例前提下，ETS手术可取得同开放手术同样的效果,但接受ETS的绝大多数是低危PTC，且目前仍缺乏随机对照研究和长期随访数据来评价ETS与常规手术的等效性，因此将ETS应用于TC必须严格把握适应症，并由经验丰富的外科医生来完成，坚持"安全第一，功能第二，美容第三"的原则。

主要推荐：

（1）腔镜TC手术的治疗原则和手术范围必须同开放手术一致。

（2）应综合考虑患者意愿、肿瘤因素和手术入路特点等选择ETS，对机器人甲状腺手术的选择还需综合考量卫生经济学因素。

5 甲状腺癌术中甲状旁腺的保护

甲状旁腺功能减退症（甲旁减）是甲状腺术后常见并发症，甲旁减尤其是永久性甲旁减严重影响生活质量，术中保护甲状旁腺是TC手术的重要任务。总策略应遵循"1+X"原则。"1"即对发现的每一枚甲状旁腺都应视为唯一（最后）对待，仔细解剖，认真保护；另一含义在每一例甲状腺手术中尽可能确切辨认一枚甲状旁腺。"X"即术中应努力保护更多的甲状旁腺。

准确识别甲状旁腺是保护甲状旁腺的前提，"精细化被膜解剖技术"是避免甲状旁腺意外切除和保护其血供的核心技术。下位甲状旁腺常与胸腺关系密切，因此，TC行中央区淋巴结清扫时，若肿瘤未累及胸腺，应予保留。此外，术中需合理使用能量器械和电刀，避免甲状旁腺的热损伤。当手术标本移除后，应仔细检查，寻找可能被意外切除的甲状旁腺。对血供受损或意外切除的甲状旁腺应进行自体移植。甲状旁腺自体移植主要有"颗粒包埋法"和"匀浆注射法"。在自体移植前可行术中快速冰冻病理学检查，以明确甲状旁腺组织。

主要推荐：

（1）TC术中仔细辨识并采用"精细化被膜解剖术"尽量保护每一枚甲状旁腺。

（2）术中应对血供受损或意外切除的甲状旁腺进行自体移植。

6　甲状腺癌手术中喉返及喉上神经的保护与并发症处理

喉返神经（recurrent laryngeal nerve，RLN）和/或喉上神经外支（external branch of superior laryngealnerve，EBSLN）损伤引起发音障碍是甲状腺术中常见并发症，文献报道RLN损伤约为3%~5%，实际真实发生率可能接近10%，EBSLN损伤约为5%~28%。

甲状腺癌手术尤其是复发肿瘤再次手术是RLN损伤的风险因素。常规显露喉返神经，可避免损伤神经，并保证手术的彻底性。外科医师应熟知双侧喉返神经解剖特点和变异，尤其是右侧喉不返神经变异，常伴右侧锁骨下动脉走行变异，术前应仔细阅读CT。左侧喉不返神经极为罕见，并且与右位心相关。喉返神经的保护主要依赖于外科医师的经验和技术，操作尽量轻柔，合理利用器械，避免牵拉和热损伤。应熟悉多种喉返神经显露方法，根据医师操作习惯、肿瘤情况和手术入路灵活采用。

EBSLN 的保护主要是肉眼识别法和区域保护法，或两者结合。并不是所有 EBSLN 都可显露，关键在于清晰解剖甲状腺上极和环甲肌之间的无血管间隙，如能显露 EBSLN，则直视下保护，否则采取"脱血管帽"技术紧贴甲状腺上极被膜操作，骨骼化分支处理甲状腺上极血管分支。

近年来术中神经监测（intraoperative neuromonitoring，IONM）技术在甲状腺癌术中应用日益广泛，IONM 技术将功能学与解剖学紧密结合，具有术中导航、快速识别喉返神经走行、预测变异作用，并可实现早期发现并阐明 RLN 损伤的机制，在一些复杂疑难或复发性 TC 术中具有辅助应用价值。

TC 手术出现单侧喉返神经损伤，可致术后声嘶，神经功能能否恢复要看术中神经保留情况，可应用营养神经药物。双侧喉返神经损伤，可能会致吸气性呼吸困难，常需气管切开术或声门裂开术，如果术后 6 个月神经功能仍未恢复，建议咨询专科医生进一步处理。喉返神经离断损伤可考虑修复重建，但疗效不确切。EBSLN 损伤的症状多可通过健侧代偿而逐渐减轻或自发改善，时间可持续数天至数月，一般 2~3 个月可不同程度恢复，主要用营养神经药物治疗。

主要推荐：

（1）TC 手术应常规显露 RLN 并直视下保护。

（2）TC手术应采用肉眼识别法或区域保护法避免EBSLN损伤。

（3）对于部分复杂、疑难或复发性TC，可考虑应用术中神经监测技术，有利于RLN和EBSLN的保护。

7 其他并发症的处理

TC手术的其他较常见并发症包括术后出血和淋巴瘘。熟悉甲状腺区及颈部解剖，术中精细操作，有助于降低其发生率。术后一旦发生，需要积极应对处理，对颈部肿胀可疑出血者，切忌压迫包扎，应尽快解除颈部积血，保持呼吸道通畅，探查术区并止血。术后乳糜漏的应对手段包括：饮食控制、局部加压、生长抑素应用、铜绿假单胞菌注射液应用、再次手术等。长期大量乳糜漏，应注意检测白蛋白和离子水平，防止低白蛋白血症和离子紊乱。

主要推荐：

（1）术后密切注意术区和引流液情况，如术区出血，建议积极处理，保持呼吸道通畅，必要时急诊手术探查止血。

（2）对侧颈淋巴结清扫者，术后应低脂饮食，观察引流量及乳糜漏发生。

8 DTC合并其他甲状（旁）腺疾病的治疗

8.1 DTC合并甲亢的处理

DTC合并甲亢时，完善TRAb测定、甲状腺摄碘率和甲状腺静态显像等检查有助于甲亢的病因鉴别。DTC合并原发性甲亢（Graves' disease，GD）、毒性多结节性甲状腺肿（Toxic multinodular goiter，TMNG）和甲状腺自主性高功能腺瘤（Toxic Adenoma，TA），需用抗甲状腺药物使甲状腺功能正常后再行手术。DTC合并GD或TMNG时应行甲状腺全切除；合并TA应综合考虑患者的TC和TA的临床病理特征，合理施行腺叶+峡部切除或甲状腺全切除。

8.2 DTC合并甲旁亢的处理

临床考虑DTC合并甲旁亢时，需完善MIBI甲状旁腺显像、离子检查、25-羟维生素D等检查，结合患者的慢性肾脏疾病史有助于鉴别原发性、继发性及三发性甲旁亢；此外，MIBI甲状旁腺显像有助于术前甲状旁腺的定位。

外科治疗TC时，应同时行甲状旁腺切除治疗甲旁亢，适应证应遵循甲旁亢的临床指南。术前超声、MI-BI等检查不能完全准确定位病变的甲状旁腺，术中行甲状旁腺激素（parathyroid hormone，PTH）检测，有助于判断病变甲状旁腺切除的彻底性。术后应监测

PTH 及血钙水平，有助于指导术后早期低钙血症和远期甲旁减的管理。

主要推荐：

DTC 合并 GD 或 TMNG 应行甲状腺全切除；合并 TA 应考虑肿瘤临床病理特征，行腺叶+峡部切除或甲状腺全切除。DTC 合并甲旁亢时，可手术一并处理。

第四节　术后评估

1　DTC 的术后评估

1.1　DTC 术后评估的意义和作用

术后评估是辅助决策已行甲状腺全切/近全切除术 DTC 再行 ^{131}I 治疗的重要步骤，主要包括：基于 TNM 分期的死亡风险、复发风险和实时动态评估。目的是基于术后病理明确复发及死亡风险的同时，更应考虑肿瘤复发风险和特异性死亡率会随治疗干预和时间的推移而发生变化，关注实时的疾病状态。部分患者经过评估可能发现之前未发现的转移灶而提高风险分层，可避免后续 ^{131}I 的治疗不足；而部分之前依据手术病理特征等评估为高危风险者亦可能在有效治疗后将风险降层，避免过度治疗。因此，结合 TNM 分期、复发风险分层及实时疾病状态评估有助于实时评价并修正患者术后风险及预后判断，明确 ^{131}I 治疗指征、目标及获益等个体化整合诊疗决策。

1.2 手术后分期（AJCC/UICC TNM，第8版）

由美国癌症联合会（American Joint Committee on Cancer，AJCC）与国际抗癌联盟（Union for International Cancer Control，UICC）联合制定的第8版TNM分期是目前最常使用的DTC术后分期系统（表4-1），主要以手术病理结果为判断依据，有助于预测DTC的肿瘤特异性生存期。

表4-1 分化型甲状腺癌TNM分期
（AJCC/UICC第8版）

基础指标	定义
Tx	原发肿瘤无法评估
T0	无原发肿瘤证据
T1	肿瘤最大直径≤2cm，局限于甲状腺内
T1a	肿瘤最大直径≤1cm，局限于甲状腺内
T1b	肿瘤最大直径>1cm但≤2cm，局限于甲状腺内
T2	肿瘤最大直径>2cm但≤4cm，局限于甲状腺内
T3	肿瘤最大直径>4cm且局限于甲状腺内，或肉眼可见甲状腺外侵犯仅累及带状肌
T3a	肿瘤最大直径>4cm，局限在甲状腺内
T3b	任何大小肿瘤，伴肉眼可见甲状腺外侵犯仅累及带状肌（包括胸骨舌骨肌、胸骨甲状肌、肩胛舌骨肌）
T4	肉眼可见甲状腺外侵犯超出带状肌
T4a	任何大小的肿瘤，伴肉眼可见甲状腺外侵犯累及皮下软组织、喉、气管、食管或喉返神经

基础指标	定义
T4b	任何大小的肿瘤，伴肉眼可见甲状腺外侵犯累及椎前筋膜，或包绕颈动脉或纵隔血管
Nx	区域淋巴结无法评估
N0	无区域淋巴结转移证据
N0a	一个或更多细胞学或组织学确诊的良性淋巴结
N0b	无区域淋巴结转移的放射学或临床证据
N1	区域淋巴结转移
N1a	Ⅵ和Ⅶ区淋巴结转移（气管前、气管旁、喉旁/Delphian、上纵隔淋巴结），可为单侧或双侧转移
N1b	转移至单侧、双侧或对侧的侧颈区淋巴结（Ⅰ、Ⅱ、Ⅲ、Ⅳ、Ⅴ区）或咽后淋巴结
M0	无远处转移
M1	远处转移

分期	不同年龄的分期标准	
	<55岁	≥55岁
Ⅰ期	任何T 任何N M0	T1NxM0 T1N0M0 T2NxM0 T2N0M0
Ⅱ期	任何T 任何N M1	T1N1M0 T2N1M0 T3N0M0 T3N1M0
Ⅲ期	无	T4aN0M0 T4aN1M0
ⅣA期	无	T4bN0M0 T4bN1M0
ⅣB期	无	任何T 任何N M1

1.3 DTC复发风险度分层

依据肿瘤大小、淋巴结转移情况、血管侵犯程度及分子病理特征等系统地将DTC复发危险度分为低危、中危、高危，对临床决策有重要指导意义。我国相关研究对成人及儿童分层中 ^{131}I治疗前Tg可疑增高进行了相关界定，并纳入高危复发风险分层进行考量（表4-2）。

表4-2　分化型甲状腺癌复发危险分层

复发危险分层 （复发风险度）	符合条件
低危 （≤5%）	——PTC符合以下全部条件者： 无局部或远处转移； 所有肉眼可见的肿瘤均被彻底切除； 肿瘤未侵犯周围组织； 肿瘤为非侵袭性组织学亚型（如高细胞型、靴钉型、柱状细胞型）； 若已行 ^{131}I治疗，则首次治疗后全身显像图未显示有甲状腺床外摄碘性转移灶； 无血管侵犯； cN0或pN1：≤5个淋巴结微小转移（最大径均<0.2cm） ——局限于甲状腺内，未见包膜侵犯的FV-PTC ——局限于甲状腺内，伴有包膜侵犯的分化良好型FTC，无或仅少量（<4处）血管侵犯 ——局限于甲状腺内，单灶或多灶的PTMC，无论是否存在BRAF^{V600E}突变

复发危险分层 （复发风险度）	符合条件
中危 （6%~20%）	——镜下显示肿瘤侵犯甲状腺周围软组织 ——首次^{131}I治疗后全身显像图显示颈部摄碘性转移灶 ——侵袭性组织学亚型（如高细胞型、靴钉型、柱状细胞型） ——PTC伴血管侵犯 ——cN1或pN1：>5个淋巴结转移（最大径均<3 cm） ——多灶性PTMC伴腺外侵犯和BRAF^{V600E}突变（若BRAF突变状态已知）
高危 （>20%）	——肉眼可见肿瘤侵犯甲状腺周围软组织 ——肿瘤未能完全切除 ——远处转移 ——术后血清Tg提示有远处转移 ——pN1：任一转移淋巴结最大径≥3 cm ——FTC伴广泛血管侵犯（>4处）

1.4 DTC疗效反应评估体系

疗效反应评估有助于实时动态评估并界定患者的疾病状态。主要参考由Tuttle等提出并经Vaisman等修正的，针对患者治疗反应的评估体系（表4-3），纳入患者病理学结果及实时血清学、影像学（结构和功能）结果判断患者对前序治疗的反应。

甲状腺癌

第四章 甲状腺癌的治疗

表4-3 分化型甲状腺癌不同疗效反应分层

疗效反应	疗效满意（ER）	疗效不确切（IDR）	生化疗效不佳（BIR）	结构性疗效不佳（SIR）
定义	血清学：抑制性Tg<0.2ng/mL或刺激性Tg<1ng/mL；	血清学：抑制性0.2ng/mL≤Tg<1ng/mL或刺激性1ng/mL≤Tg<10ng/mL，TgAb稳定或下降	血清学：抑制性Tg≥1ng/mL或刺激性Tg≥10ng/mL或TgAb呈上升趋势	血清学：Tg或TgAb呈任何水平
	影像学：阴性	影像学：无影像学证实的或功能性疾病存在证据；^{131}I-WBS示甲状腺床区微弱显影	影像学：阴性	影像学：可证实的或功能性疾病存在证据

主要推荐：

术后TNM分期、复发风险分层及对手术进行实时疗效反应评估，有助于对复发率、死亡风险及预后的考量，为指导后续^{131}I及内分泌等治疗的决策提供帮助。

1.5 如何实施术后评估

将甲状腺全切/近全切除后评估不同风险尤其是要将中高危分层人群进一步纳入实时动态评估。

血清学评估中，主要以甲状腺球蛋白（thyroglobulin，Tg）、抗甲状腺球蛋白抗体（thyroglobulin antibody，TgAb）及促甲状腺激素（thyroid stimulating hormone，TSH）为主要指标。术后血清Tg水平一般在术后3~4周达最低值；若Tg呈上升趋势（TSH抑制状态下），则提示疾病持续或复发；若无TgAb干扰下术后Tg水平极低，提示复发风险明显降低以及极少量或无残余甲状腺组织。Tg用于预测复发/转移会受到TSH水平、术式、残余甲状腺大小及其他治疗等因素的影响，因此，连续动态监测更有助于鉴别残余甲状腺及可疑复发/转移病灶。TgAb阳性时，Tg水平的检测会受到显著干扰，此时需同时进行TgAb趋势的监测，辅助判断疾病状态。由于血清Tg/TgAb同时会受到TSH水平的影响，因此在监测上述两指标时应同时检测TSH的变化。

影像学评估常包括颈部超声、诊断性碘全身显像（DxWBS），并可考虑CT平扫、全身骨扫描、MRI或^{18}F-FDG PET-CT等其他检查。影像学与血清学出现评估差异，可考虑FNA或活检及分子检测，有助影像学可疑病灶性质的判断。

主要推荐：

术后动态评估主要包括血清学（TSH、Tg、TgAb等）及影像学（DxWBS、颈部超声等）的实时监测，为后续^{131}I治疗决策预知疗效、动态评估提供依据。

2　MTC的术后评估

2.1　MTC初次手术疗效及复发风险评估

MTC初次手术后，应评估疗效和复发转移风险，以便制定进一步治疗随访计划。MTC的预后主要与初诊时肿瘤分期及手术效果有关，另外，患者年龄、基因突变位点、术后降钙素倍增时间等也与预后密切相关。

2.2　MTC患者TNM分期（表4-4）在术后评估中的意义

表4-4　甲状腺髓样癌TNM分期（第8版）

分期	
Ⅰ期	T1N0M0
Ⅱ期	T2-3N0M0
Ⅲ期	T1-3N1aM0
ⅣA期	T4aN0-1bM0/T1-3N1bM0
ⅣB期	T4N0M0
ⅣC期	Tx-4bNx-1bM1

初次手术疗效是预后的关键因素，2013年Tuttle和Ganly仿照DTC提出MTC的动态复发风险分层，将MTC初次术后的患者分为四类：①生化治愈：手术完整切除肿瘤，Ctn降至检测水平以下；②解剖治愈：Ctn和CEA升高，但无影像学可见病灶；③解剖残留：持续存在的解剖残留或远处转移；④疾病状态不确定：非特异的影像学异常，生化异常，或无法检测的解剖

残留。生化治愈者10年生存率为95%~97%，Ctn持续升高者5年和10年生存率分别为80%~86%和70%。

主要推荐：

所有MTC均应终生随访，根据基因突变、TNM分期、手术效果、术后Ctn及CEA水平以及倍增时间，确定随访内容和随访间隔。

3　ATC的术后评估

表4-5　甲状腺未分化癌TNM分期（第8版）

分期	
ⅣA期	T1-3aN0M0/ T1-3aNxM0
ⅣB期	T1-3a N1M0
ⅣB期	T3bNx-1bM0
ⅣB期	T4Nx-1bM0
ⅣC期	Tx-4bNx-1bM1

ATC的评估重在术前，而非术后。ATC通常肿瘤负荷较大，进展较快，分期可能迅速病变，在确诊初期就应进行快速、准确分期，以决策是否手术及何种手术方案。ATC术后评估首先需要明确手术类型及切缘类型、疾病状态，以指导后续治疗；同时还需了解患者一般情况，评估其对后续治疗的耐受程度，权衡放疗、系统治疗的风险和获益。

对接受R0或R1切除的ATC，如身体状况良好且无转移迹象，且患者希望采取积极治疗策略，可行标准分割调强放疗（intensity modulated radiotherapy，IMRT）并联合系统治疗。术后2~3周肿胀消退时，应迅速开始放疗，最迟不宜超过6周。细胞毒性化疗启动常早于放疗，可在适当愈合后，术后1周内开始。

对接受R2切除或存在不可切除疾病，但无转移且一般状态良好的患者，如其希望采取积极治疗策略，可行标准分割调强放疗和全身治疗。另外，对BRAF^{V600E}突变的ATC，可考虑联合BRAF/MEK抑制剂。

另外，在初次评估中肿瘤无法切除的患者经放疗和/或全身（化疗或联合BRAF/MEK抑制剂）治疗后，肿瘤有可能被切除，建议重新考虑手术治疗。

第五节　分化型甲状腺癌的术后 ^{131}I 治疗

1　DTC ^{131}I 治疗的临床意义

^{131}I治疗DTC主要在以下几个方面发挥作用：

（1）清灶治疗（Therapy of Persistent Disease，TPD）：针对无法手术切除的局部或远处转移灶的治疗，旨在延缓疾病进展，改善疾病相关生存，提高生活质量。

（2）辅助治疗（Adjuvant Therapy，AT）：针对无影像学证据的术后生化可疑残存病灶或高复发风险分层患者的治疗，旨在降低复发及肿瘤相关死亡风险。

（3）清甲或残甲消融（Remnant Ablation，RA）：清除甲状腺全切或次全切手术残留的甲状腺组织，尽快达到最佳治疗疗效反应（ER）。便于随访过程中通过血清Tg或^{131}I WBS监测病情进展，利于对DTC进行再分期。

1.1 清灶治疗

清灶治疗是^{131}I治疗的确定性目标，但摄碘病灶和不摄碘病灶对其疗效反应各不相同，摄碘病灶的清灶治疗可提高无病生存率（Disease Free Survival，DFS）和OS；对不摄碘病灶，清灶治疗并不改善其生存情况。研究显示，对经^{131}I治疗的不摄碘性远处转移DTC患者，其10年生存率明显低于摄碘良好的DTC患者（10% vs. 60%）。

需要注意的是，清甲、辅助及清灶治疗间不是递进关系，针对首次治疗前评估提示存在复发、转移或无法切除的残存病灶，应直接采用清灶而非先清甲再清灶的分步治疗；再次^{131}I治疗应基于前次^{131}I治疗疗效评估、此次治疗前DxWBS提示病灶摄碘及预期获益应超过其治疗风险的综合判断后决策。

主要推荐：

首次治疗前评估有复发、转移或可疑残存的DTC，推荐^{131}I清灶治疗；二次^{131}I治疗应基于前次治疗疗效、

DxWBS病灶摄碘情况及预期获益超过风险。

1.2 辅助治疗

辅助治疗主要用于无影像学证实者，包括：①术后评估血清Tg高或生化反应不确定并与DxWBS提示残余甲状腺不一致者；②临床疑有DTC术后残留灶但无明确影像学依据，不能除外前站治疗有效（如手术等）已将其消除的可能。

对存在生化可疑疾病（如不能解释的血清Tg水平增高如ps-Tg>10 μg／L），应警惕可能存在目前影像学无法探测或显示的微小癌灶或隐匿癌灶。目前尚无明确的最佳ps-Tg界值点用以指导^{131}I治疗决策。对高危复发风险者，^{131}I辅助治疗可有效改善OS及DFS，因此作为常规推荐。对中危者，^{131}I辅助治疗在综合获益上尚存争议，多项研究表明其对低危者未能显著改善OS或DFS。

主要推荐：

辅助治疗可选择性用于无影像学异常的生化可疑疾病（BIR）以及对高风险特征潜在复发风险进行预防性治疗，但应告知患者风险利弊。

1.3 清甲

清甲有利于对DTC术后进行血清Tg的分层和病情监测，并提高DxWBS诊断DTC转移灶的灵敏度，辅助分期；有研究表明，清甲并未改善DSS和DFS。如以疗效反应评估体系衡量预后及获益，近期研究显示，清甲可及时去除残余甲状腺组织、消除因残甲分泌 Tg 对疗效反应的影响，将有助于尽快达到 ER。不推荐以清除残余甲状腺为目的针对儿童 DTC 的 ^{131}I 治疗。

主要推荐：

清甲有助于精准分期及后续采用 Tg、DxWBS 进行随访监测；有助于中低危患者尽快达到最佳治疗疗效反应，进而放松其后续诊疗强度。

2 术后 ^{131}I 治疗前的准备

低碘准备 ^{131}I 治疗的疗效依赖于进入残留甲状腺组织和 DTC 内的 ^{131}I 剂量。为了减少体内稳定碘对 131I 的竞争作用，提高治疗疗效，在 ^{131}I 治疗前 2~4 周应保持低碘状态（碘摄入量 <50μg/d）。具体包括：服用无碘盐、禁食高碘食物；避免服用胺碘酮等影响碘摄取或代谢的药物；避免碘伏消毒皮肤；避免含碘造影剂的应用，或应用后 1~2 月再行 ^{131}I 治疗。因个人体质及代谢等不同，具体还应结合患者的尿碘及尿碘肌酐比值测定结果来把握 ^{131}I 治疗时机。

升高 TSH 一般认为血清 TSH 水平升高至 30 mU/L 以上，可取得较好的 ^{131}I 疗效。方法有两种：①提高内源性 TSH 分泌，即停用左甲状腺素（levo-thyroxine，L-T$_4$）2~4 周；②给予外源性 TSH，肌注重组人 TSH （rhTSH）0.9mg 1次/天，连续 2 天。

治疗前的常规检查 除上述实时动态评估的检查项目外，还应完善血/尿常规、肝肾功能、甲状旁腺激素、电解质、心电图、育龄妇女血清人绒毛膜促性腺激素等检查，排除肾功能衰竭、妊娠状态等不适宜放射性核素治疗的情况。

DxWBS 可在 [131]I 治疗前探查术后甲状腺的残留及可疑复发/转移病灶，直观地探查全身摄碘性病灶、摄碘能力及肿瘤负荷，以预测疗效，通过重要器官的放射性分布预知 [131]I 可能的副反应，均有助于及时发现术前评估中未发现的功能性等转移灶，及时改变 [131]I 治疗及临床管理决策。

医患沟通和知情同意 向患者及家属介绍治疗目的、实施过程、可能的不良反应等，并进行法辐射安全防护指导，获得认可后签署 [131]I 治疗知情同意书。

主要推荐：

（1） [131]I 治疗前应保持低碘状态（碘摄入量<50μg/天）2~4周，避免应用影响碘摄取或代谢的药物。

（2） [131]I 治疗前应停用 L-T$_4$ 或使用 rhTSH 使血清 TSH 升高至>30 mU/ L。

（3） [131]I 治疗前指导患者及家属的辐射安全防护，育龄期妇女须排除妊娠。

3 131I治疗的剂量决策

3.1 131I清甲剂量

建议清甲治疗剂量为1.11GBq（30mCi）。增量因素主要包括：残留甲状腺组织较多、Tg水平较高、伴其他危险因素（如年龄≥55岁）。

主要推荐：

清甲的131I剂量1.11~1.85GBq（30~50mCi），若残甲较多等，可予较高剂量3.7GBq（100mCi）。

3.2 131I辅助治疗的剂量

131I推荐剂量尚无足够证据支持。一般为1.85~5.55 GBq（50~150 mCi），取决于存在的危险因素。

主要推荐：

辅助治疗的131I剂量1.85~5.55GBq（50~150mCi），鼓励实施基于评估的个体化治疗剂量。

3.3 131I清灶治疗的剂量

131I治疗DTC局部及远处转移灶的最佳剂量尚无定论。可据情选择经验性固定剂量、器官最大耐受剂量及基于病灶吸收剂量的计算剂量。131I清灶治疗的效果最终取决于病灶的吸收剂量（Gy）及其对电离辐射的敏感性。淋巴结和肺转移灶接受超过80~100 Gy剂量可达完全缓解，而小于20Gy则难以奏效。具体的131I治疗剂量如下，颈部淋巴结转移灶：3.70~5.55 GBq

（100~150 mCi）；肺转移灶：5.55~7.40 GBq（150~200 mCi）；骨转移灶：5.55~7.40 GBq（150~200 mCi）。^{131}I 仅作为脑转移手术或放疗后的辅助治疗，治疗剂量建议 3.7~7.4 GBq（100~200 mCi）。对于 70 岁以上者，应注意评估其器官最大耐受剂量，一般不宜超过 5.55 GBq（150 mCi）。对于儿童青少年 DTC 的清灶及辅助治疗建议 15 岁需给予成人剂量的 5/6，10 岁给予成人剂量的 1/2，5 岁给予成人剂量的 1/3。

主要推荐：

清 灶 治 疗 的 ^{131}I 剂量 为 3.7~7.4 GBq（100~200mCi），鼓励基于评估及病灶吸收剂量的个体化治疗剂量。

4 ^{131}I 治疗的短期及长期不良反应

（1）短期：常见的不良反应包括轻度且短暂颈部疼痛和肿胀，会逐渐减轻。偶尔出现唾液腺损伤、味觉改变、口腔黏膜炎、泪腺损伤等，多出现于清甲治疗 1~5 天内，常自行缓解，无须特殊处置或仅需对症治疗。少部分广泛肺转移多次 ^{131}I 治疗后可能发生放射性肺炎和肺纤维化。

（2）长期：^{131}I 治疗未导致不育、流产、胎儿先天畸形及后代先天性发育不良等风险的增加。^{131}I 治疗 DTC 后继发恶性肿瘤的风险很低。

5 ^{131}I再次治疗的时机及剂量

再次^{131}I治疗与初次一致，治疗前评估是一个循证决策治疗的过程。对清灶治疗后评估为SIR者，若病灶仍摄碘，但无法手术根治且前次^{131}I治疗有效时，可行再次^{131}I治疗。但治疗时机目前仍存争议：针对摄碘功能较好的肺部微小转移灶，可考虑在6~12个月后再次^{131}I治疗；对Tg/TgAb持续下降的大转移灶，可密切随诊疗效，直至Tg/TgAb不再下降时进行评估；若治疗前DxWBS病灶摄碘，可考虑再次^{131}I治疗。若^{131}I治疗后血清学及影像学未见明显改善，则再次^{131}I治疗需慎重，并由MDT to HIM团队会诊决策后续治疗。

主要推荐：

（1）对^{131}I治疗后有效的肺部微小转移DTC，可考虑6~12个月后再次治疗。

（2）对^{131}I治疗后血清学Tg/TgAb持续下降的大转移DTC，可密切随诊疗效，直至Tg/TgAb不再下降时进行评估，若治疗前评估中提示病灶摄碘，可考虑再次^{131}I治疗。

6 复发及转移性DTC经评估仍为结构性疗效不佳（SIR）者的^{131}I复治指征及时机

应综合病灶摄碘特征、大小、血清Tg/TgAb变化评估前次^{131}I疗效。再次^{131}I治疗应基于血清学及影像学获益为前提，直至病灶不再对^{131}I治疗有反应，即放射性碘治疗抵抗（radioactive iodine refractory，RAIR）。目前，对于再次^{131}I治疗的时机仍存争议，如Tg和/或TgAb水平呈下降，病灶呈缩小趋势且仍摄碘，提示治疗有效，间隔为6~12个月，2年后可降低治疗频率。如多次治疗病灶吸收剂量较低（不超过20Gy），应权衡利弊，确定能否从再次治疗中获益。

主要推荐：

对^{131}I治疗的血清学（Tg/TgAb）及影像学疗效反应进行客观评价，作为后续^{131}I治疗与否的依据。

7 碘难治性甲状腺癌（RAIR-DTC）判断

约5%~25%的DTC会发生远处转移，其中约1/3在自然病程或治疗过程中肿瘤细胞形态和功能发生失分化，浓聚碘的能力丧失，最终发展为RAIR-DTC。RAIR-DTC的界定需要核医学、影像学、肿瘤学、内分泌学等多学科整合判断。在无外源性碘负荷干扰的情况下，TSH刺激状态出现下列情形之一可界定为RAIR-DTC（均非绝对标准），提示患者从后续^{131}I治疗中获益少：①转移灶在首次^{131}I治疗全身显像中表现不摄碘；②原本摄碘的功能性转移灶逐渐丧失摄碘能力；③部分转移灶摄碘、部分转移灶不摄碘；④摄碘转移灶在多次¹³¹I治疗后虽然保持摄碘能力但仍进展。

诊断影像或功能影像检查有助于进一步明确RAIR-DTC病灶的部位、大小、数量、侵犯程度等，为制定适宜的治疗策略提供依据。此外，DTC患者¹³¹I治疗后动态监测Tg变化，在辅助判断¹³¹I治疗效果的同时，对预测RAIR-DTC的发生也有一定价值。

主要推荐：

RAIR-DTC的判断可能受多种因素影响：如病灶摄碘能力、治疗效应、动态的疗效变化等。

8　RAIR-DTC的治疗决策

一旦出现RAIR-DTC，提示从单一¹³¹I治疗中获益的概率很低，应终止后续单一¹³¹I治疗，避免不必要的辐射损伤。RAIR-DTC的治疗决策应考虑肿瘤负荷与伴随症状、东部肿瘤协作组（Eastern Cooperative Oncology Group，ECOG）评分、实体瘤疗效评估标准（Response Evaluation Criteria in Solid Tumors，RECIST）、患者意愿、社会支持等多个方面，个体化权衡利弊。RAIR-DTC的自然病程具有异质性，RAIR-DTC的中位进展时间约1.31~1.63年，对无明显肿瘤相关症状、病情稳定的RAIR-DTC，若过早开始靶向治疗，相关不良反应可能会严重影响生活质量；而对伴有疾病相关症状、疾病进展迅速者，应根据综合评估结果，选择针对缓解局部症状的手术、放疗、粒子植入等治疗；而对多发转移、手术无法切除、病情进展迅速、肿瘤负荷相对重的RAIR-DTC，可考虑分子靶向治疗。

主要推荐：

RAIR-DTC的判断预示患者从后续单一^{131}I获益的概率降低，建议行TSH抑制治疗下的主动监测随访。

9 RAIR-DTC的随访

RAIR-DTC的随访主要监测病灶有无进展，监测内容主要包括血清学TSH、Tg、TgAb以及根据转移部位选取合适的影像学检查，如用CT监测肺结节，用增强CT了解肿瘤与周围组织的关系，用增强MRI了解脑转移情况，必要时可加做^{18}F-FDG PET-CT了解全身肿瘤负荷等。疾病进展的判断须以影像学检查结果为准，目前公认依据实体瘤疗效评估标准1.1版进行判断。随访频率以3~6个月/次为宜。

主要推荐：

针对RAIR-DTC应定期血清学及影像学随诊，判断病情变化和进展以决策后续治疗。

第六节 术后内分泌治疗

1 甲状腺癌术后内分泌治疗的主要内容

TC术后内分泌治疗主要包括三个方面：DTC术后的TSH抑制治疗；PDTC、MTC和ATC术后的甲状腺激素替代治疗；TC术后甲状旁腺功能减退症（甲旁减）的治疗。

2 DTC术后TSH抑制治疗的目标

术后TSH抑制治疗的目的为一方面补充手术造成的甲状腺激素缺乏；另一方面抑制DTC细胞生长。2012年开始倡导要根据初始复发危险度分层设定相应TSH抑制目标。根据文献证据，复发风险高危DTC术后TSH抑制至<0.1 mU/L时，肿瘤复发、转移显著降低，表现为DFS显著提高，而进一步抑制到<0.03 mU/L时获益不再增加；复发风险非高危者术后TSH抑制于0.1mU/L至正常范围下限即可使总体预后显著改善，但将TSH进一步抑制到<0.1mU/L时，不仅无益于降低肿瘤复发风险，反而可能诱发TSH抑制治疗相关不良事件。近期研究提示，低危DTC的TSH抑制治疗获益可能有限，支持低危DTC无须长期、过度抑制TSH。推荐在DTC术后随访期（手术±RAI治疗1年后），根

据DTC的初始复发风险、抑制治疗副作用风险和患者对治疗的疗效反应分层（即动态风险评估），个体化调整TSH抑制治疗目标（表4-6，表4-7）。对低危、治疗反应好的DTC，建议"相对抑制"，即维持TSH于正常低值（<2.0 mU/L）即可。

主要推荐：

（1）DTC术后建议TSH抑制治疗，基于肿瘤初始复发风险、TSH抑制治疗副作用风险和疗效反应分层，设立TSH的个体化目标。

（2）初始复发风险低危且治疗反应良好的DTC，可采用"相对抑制"目标，即TSH维持正常低值（<2.0 mU/L），5~10年后转为甲状腺激素替代治疗。

表4-6　DTC术后初治期（手术±^{131}I治疗后1年内）的
TSH抑制治疗目标

TSH抑制目标 (mU/L)	DTC的初始复发风险分层				
	高危	中危	低危		
			低值Tg	检测不到Tg	腺叶切除
无须进行TSH抑制治疗副作用风险分层	<0.1	0.1~0.5	0.1~0.5	0.5~2	0.5~2

表4-7 DTC术后随访期（手术 ± ^{131}I治疗1年后）

的TSH抑制治疗目标

TSH抑制目标（mU/L）		DTC的疗效反应分层（动态风险评估）			
		疗效满意	疗效不确定	生化疗效不佳	结构性疗效不佳
TSH抑制治疗的副作用风险	无风险或未知风险	0.5~2	0.1~0.5	<0.1	<0.1
	低风险	0.5~2	0.1~0.5	0.1~0.5	<0.1
	中风险	0.5~2	0.5~2	0.1~0.5	<0.1
	高风险	0.5~2	0.5~2	0.5~2	0.1~0.5

a. 表中的0.5（mU/L），代表TSH的参考范围下限，根据检测试剂盒可为0.3~0.5（mU/L）。b. TSH抑制治疗的副作用风险为低风险：绝经、心动过速、骨量减少；中风险：年龄>60岁、骨质疏松；高风险：房颤。抑制治疗副作用风险较高者，应在可耐受情况下，尽量接近或达到TSH抑制治疗目标。c. 初始复发风险为低危的DTC，如果疗效满意，持续5~10年TSH抑制治疗后，可转为甲状腺激素替代治疗，即TSH不超过正常上限即可；初始复发风险为高危的DTC，如果疗效满意，可将TSH控制于0.1~0.5 mU/L持续5年，再按本表调整TSH抑制治疗目标。

3 DTC术后TSH抑制治疗的用药和服法

非甲状腺全切者（特别是腺叶切除后的低危DTC），术后残留甲状腺组织分泌的激素使TSH水平处于TSH抑制目标内，则无需加用外源性甲状腺素。

为TSH达标需要应用外源性甲状腺素者，TSH抑制治疗用药首选左甲状腺素（L-T$_4$）口服制剂。干甲状腺片中甲状腺素剂量和T3/T4的比例不稳定，且与人体生理性T3/T4比例不符，故不建议在长期抑制治疗中作为首选。但部分接受甲状腺全切及^{131}I清甲治疗的DTC，单纯应用L-T$_4$后血清T3水平和T3/T4比值低于正常人，或生化学和甲状腺功能指标已经达标，仍存在乏力、认知减退等症状时，可考虑将部分L-T$_4$更换为干甲片（转换剂量关系：干甲片60mg约对换L-T$_4$ 88μg）或T3制剂（我国尚未上市）。

L-T$_4$的服法首选早餐前60分钟空腹顿服。特殊情况下如不能保证晨间空腹用药，次选睡前口服。如有某日漏服，可于第二天服用双倍剂量。部分患者需据冬夏季节TSH水平变化调整L-T$_4$用量（冬增夏减）。某些食物（如食物纤维添加剂、大豆蛋白、柚子汁、咖啡等）和补充剂（如钙、铁等）可影响L-T$_4$的吸收，故应与L-T$_4$服用间隔4小时以上；如难保证，则应相对固定L-T$_4$及上述食品和补充剂的摄入时间。

主要推荐：

DTC术后TSH抑制治疗用药首选左甲状腺素（L-T$_4$）口服制剂，服法首选早餐前60分钟空腹顿服，与可能干扰L-T$_4$吸收和作用的食物和补充剂间隔4小时以上。

4 DTC术后TSH抑制治疗的L-T$_4$剂量和监测

TSH抑制治疗的剂量通常高于单纯替代治疗的剂

量，一般约为$1.5\sim2.5\mu g\cdot kg^{-1}\cdot d^{-1}$。治疗起始剂量和达到完全替代剂量所需时间因年龄、体重、伴发疾病及合并用药等情况而异。对行甲状腺全切、年龄<50岁且既往无心脏病史的DTC，可直接启用目标剂量。年龄>50岁如有冠心病或其他高危因素，初始剂量为$12.5\sim25\mu g/d$，调整剂量宜慢，以防止诱发加重心脏病。

治疗初期和L-T$_4$调整剂量期间，每4~6周监测甲功，TSH达标后1年内每2~3月、2年内每3~6月、5年内每6~12月复查甲功，以确保TSH维持在目标范围内。

5 TSH抑制治疗期间的副作用和风险管理

高龄、TSH抑制治疗的程度和持续时间，以及合并疾病，是TSH抑制治疗相关不良事件发生的主要因素。当TSH长期被抑制到低于正常下限（即亚临床甲状腺毒症）、特别是TSH<0.1mU/L时，多种不良事件的发生风险显著增高，包括心血管疾病、心房颤动、骨质疏松症（Osteo porosis，OP）和骨折等，在老年人和绝经后妇女中最为明显。应通过正确的风险管理避免或减少TSH抑制治疗副作用，制定TSH抑制治疗目标时，应兼顾副作用风险，不要一味求低。

主要推荐：

DTC术后TSH抑制治疗应进行副作用风险管理。需长期将TSH抑制到正常参考范围下限以下的DTC（特别是老年人和绝经后女性），治疗前应评估心脏情况和骨矿化状态，并接受副作用的长期监测、预防及早诊治。

6 妊娠期和产后阶段DTC的TSH抑制治疗

育龄期DTC女性发现妊娠时，应尽快复查甲功并调整药量，切不可盲目停药。对妊娠前已确诊且已接受治疗的DTC，出于伦理考量，无法专门开展不同TSH抑制程度与预后关系的相关研究，其在妊娠期TSH抑制目标可延用妊娠前设定的个体化目标。对妊娠期新诊断且暂不行手术治疗的DTC，尚无证据表明能否通过降低血清TSH水平改善预后。但根据既往DTC术后TSH抑制治疗的循证证据，并结合妊娠期女性特异性TSH参考范围，如TSH>2.0mU/L，可考虑给予甲状腺素治疗将TSH控制在0.3~2.0mU/L之间。

DTC患者妊娠后，在前半期（1~20周）根据TSH和T4水平以及药物调整情况，每2~4周监测一次甲功直至妊娠20周；血清TSH稳定后，可每4~6周检测一次甲功。产后阶段应坚持TSH抑制治疗，目标与妊娠前或妊娠期的既定目标一致。

主要推荐：

（1）妊娠和产后阶段，DTC的术后TSH抑制治疗不应中断。妊娠前已确诊且已接受治疗的DTC，妊娠和产后可维持既定的DTC术后TSH抑制目标。

（2）对妊娠期新诊断且暂不行手术治疗的DTC，如TSH>2.0mU/L，可考虑甲状腺素治疗将其TSH抑制于0.3~2.0 mU/L。

（3）DTC产后6周复查甲功以评估TSH达标情况，产后1年内甲功的监测频率需考虑术后残留甲状腺与否、甲状腺自身抗体水平和临床表现等因素。

7 PDTC、MTC和ATC的术后甲状腺素治疗

PDTC、MTC和ATC细胞不表达TSHR，其生长不具有TSH依赖性。对此类患者，即使将TSH抑制到较低水平，也不能减缓病情进展，因此术后无须TSH抑制治疗，仅需在术后甲减者中补充甲状腺素，即甲减的甲状腺素替代治疗。首选用药、服法同DTC的TSH抑制治疗，替代目标是使TSH维持在正常范围。

主要推荐：

PDTC、MTC和ATC术后甲减者应行甲状腺素替代治疗，维持TSH于正常范围。

8 甲状腺术后甲旁减的治疗

术后甲旁减可无明显症状，也可出现神经肌肉易激症状（手指、脚趾刺痛感，口周麻木，肌肉抽搐，手足搐搦，喉痉挛等），取决于低血钙发生的速度、程度和个体耐受差异等因素。术后检查白蛋白校正后的血清钙低于正常，而甲状旁腺激素（PTH）降低或在不正常的低水平（伴血清磷增高和低镁血症），提示甲旁减。

常以术后6个月甲状旁腺功能是否恢复分为暂时性和永久性甲旁减。文献报道甲状腺术后暂时性和永久性甲状旁腺功能低下发生率分别为14%~60%和4%~11%。

对于TC术后甲旁减，防重于治。术前应检测和纠正低钙血症，有条件者检测并纠正维生素D缺乏。术中应采取一系列保护甲状旁腺功能的手段。术后要监测白蛋白校正后的血清钙水平，并根据症状和血清钙水平可采用预防性补充和甲旁减的药物治疗，如表4-8所示。

表4-8　术后甲旁减的处理方案

	口服钙剂	骨化三醇	静脉补钙
预防性治疗[a]	碳酸钙或等量元素钙的柠檬酸钙0.5~1.25g/次，2~3次每日	0.25~0.5 μg/次，2次/日	不需要
轻中度甲旁减[b]	元素钙1~3g/日，分2~3次口服	0.25~0.5 μg/次，2次/日	不需要
重度/症状性甲旁减[c]	元素钙3~4g/日，分2~3次口服	0.25~1 μg/次，2次/日	1~2g葡萄糖酸钙静脉推注后持续静脉滴注

注：a. 纠正维生素D缺乏和低镁血症；b. 血钙<8.5mg/dL（2.12mmol/L），出现低钙血症的症状；c. 血钙<7mg/dL（1.75mmol/L），治疗后仍然有持续/严重的症状；心电图检查除外Q-T间期延长。

一旦发生永久性甲旁减，应按甲旁减相关指南进行管理。治疗的主要目标是将血清钙维持在不出现症状性低钙血症的水平，同时避免并发症，如高尿钙症（>300mg/d）、肾结石、肾功能障碍和其他软组织异位钙化等。针对甲旁减的长期治疗用药主要是口服钙剂、活性维生素D（骨化三醇，常用剂量0.25~2μg/d）或其类似物（阿法骨化醇，常用剂量0.5~3μg/d）以及大剂量普通维生素D（常用剂量10 000~200 000 IU/d）。出现高尿钙症，可用噻嗪类利尿剂（常用氢氯噻嗪12.5~50mg/日口服）增强远端肾小管对钙的重吸收并减少尿钙排泄，但应注意监测血压、尿量和血钾水平。人重组 PTH 是一种永久性甲旁减的可选治疗方法，但仅在少数国家可得，价格昂贵且疗效和长期安全性有待确认。

永久性甲旁减患者应长期随访监测，还应全面考虑患者潜在的终末器官损害和并发症诊治，若出现肾结石症状或血清肌酐水平上升应行肾脏影像学检查。

主要推荐：

（1）对术后甲旁减，防重于治。

（2）永久性甲旁减治疗的主要目标是将血清钙维持在不出现症状性低钙血症，同时避免并发症。长期治疗主要是口服钙剂和活性维生素 D 或其类似物。

第七节 放射治疗

1 放疗在无远处转移的甲状腺癌中的应用

无远处转移的 TC 存在局部复发的高危因素，初始手术无法达到根治目的，可行术后放疗以提高疗效。尤其对术后病灶残留、淋巴结转移和甲状腺外侵犯者，若病灶不摄碘或在 ^{131}I 治疗后仍有残留或其他治疗手段无效时，术后放疗能明显降低局部复发率，但对 OS 和无远处转移生存率无明显影响。

主要推荐：

对无法手术的局部病灶，不摄碘或碘治疗疗效不佳者，推荐外放疗。

2 放疗在甲状腺癌远处转移灶中的应用

TC出现远处转移灶，如包括骨转移、脑转移，肺转移等，姑息性放疗能获得一定疗效。对骨转移，外照射可有效缓解疼痛、减少及延缓病理性骨折等事件。^{131}I治疗可致肿瘤周围组织水肿，因此，外照射和外科手术是脑转移的主要治疗手段，尤其是立体定向放疗也可获得与手术近似的疗效。对肺部的寡转移病灶（转移灶数量5个以内），立体定向放疗在保证充足生物剂量前提下，可获较好临床疗效。

主要推荐：

姑息放疗对TC远处转移如骨、脑、肺转移灶，能缓解症状，延缓病情发展。

3 放疗的技术和剂量等参数

放疗的技术包括二维常规放疗、束流调强放疗（IMRT）和立体定向放疗（SRS）等。放疗的靶区根据具体病情而定，可包括甲状腺瘤床和/或淋巴引流区域，术后放疗一般中位剂量在60Gy（54~70Gy），1.8~2Gy/次/天。研究显示姑息性外照射剂量>50Gy有利于提高远处转移灶的控制率。

主要推荐：

根治性放疗建议采用IMRT技术，中位剂量在60Gy，常规分割。对远处转移病灶行姑息性放疗，可采用立体定向放疗技术，大分割短疗程。

4 放疗在甲状腺未分化癌中的应用

对R0或近R0手术的R1、R2的ATC，术后放疗对预后明显有益。放疗剂量 ≥ 60 Gy能提高局部无进展生存期（Progress Free Survival，PFS）和OS。Kwon. J等回顾性分析1147例ATC显示：IV A、IV B的ATC行术后放疗疗效优于单纯手术治疗。

主要推荐：

（1）无远处转移的ATC，建议常规分割的调强放疗伴/不伴同步全身治疗。

（2）有远处转移的ATC，建议全身治疗伴原发肿瘤行常规分割的调强放疗。

ATC增长迅速，应尽快术后放疗。放疗靶区：肿瘤区+淋巴结引流区（颈II－VI区+上纵隔淋巴结）。理想的靶区剂量：肿瘤区≥65Gy；高危区≥60 Gy，包括甲状腺区、周围淋巴结引流区及所有淋巴结阳性区；低危区≥54 Gy，包括无阳性病灶但可能转移的颈部II－VI区+上纵隔淋巴结。调强技术（IMRT）与二维、适型相比，在剂量分布上具有明显优势，超分割、加速超分割和大分割等放疗副反应明显增加，生存率和局部控制率未获益。

主要推荐：

（1）ATC靶区包括肿瘤区+淋巴结引流区（颈Ⅱ-Ⅵ区+上纵隔淋巴结），采用常规分割调强技术。

手术对脑转移、脊髓压迫、病理性骨折有帮助，术后可放疗；其他部位的骨转移、肺转移等可行姑息性放疗，采用大分割或常规分割。

（2）转移灶：建议姑息性放疗。脑转移行放疗或术后放疗；脊髓压迫、病理性骨折行术后放疗。

第八节　非手术治疗

TC原发灶及转移灶的非手术治疗主要有热消融和经皮酒精注射治疗等。尚缺乏大样本、前瞻性、随机对照研究，因此仅作为某些特殊患者的补充治疗手段，对有些麻醉或手术高风险和拒绝手术者可用，但应避免盲目扩大适应证。

热消融在甲状腺微小乳头状癌初始治疗中的应用

借助影像技术引导的热消融术（如射频、微波、激光等）具有微创、美容、可重复的优点，近年主要用于甲状腺良性结节治疗。在低危甲状腺微小乳头状癌（papillary thyroid microcarcinoma，PTMC）也有开展，但存在广泛争议。热消融本属局部治疗，不能保证治疗的彻底性且不符合最小治疗单位为一侧腺叶的原则，同时不能治疗可能的隐匿性中央区淋巴结转移，目前尚缺乏高质量随机对照研究和热消融的远期疗效评价，故不推荐为PTMC的常规治疗。

对同时满足以下条件的PTMC，在充分知情情况下，不反对开展前瞻性临床研究，探索热消融有效性和安全性，以明确热消融是否适于TC治疗及其适应证：①非病理学高危亚型；②肿瘤最大径≤5mm（肿瘤四周均未接近包膜者可放宽到≤1cm），且结节距离内侧后包膜>2mm；③无被膜受侵且无周围组织侵犯；④癌灶不位于峡部；⑤单发癌灶；⑥无TC家族史；⑦无青少年或童年颈部放射暴露史；⑧无淋巴结或远处转移；⑨经医护人员充分告知后，仍拒绝外科手术，也拒绝密切随访者。

主要推荐：

不推荐将热消融技术作为治疗PTMC的常规手段。

第九节　系统治疗

1　RAIR-DTC靶向治疗的综合考量

靶向药物治疗是挽救传统治疗方案抵抗人群的有

效手段，可有效延长 PFS。治疗前需考虑：①靶向治疗无法达到根治，目前临床试验提示 PFS 获益，但在延长 OS 尚缺乏足够证据；②靶向治疗副反应发生率高，疗程中极可能降低生活质量；③未经靶向治疗，部分 RAIR-DTC 患者的病情可维持稳定达数月甚至数年。决策中应综合考虑患者意愿、临床表现、社会支持与经济条件等，参考多 MDT to HIM 团队意见，治疗前充分告知利弊，平衡治疗风险与获益，把控治疗开始时机。

1.1 RAIR-DTC 靶向治疗的适应证和禁忌证

对转移性、迅速进展、有症状和或近期威胁生命的 DTC，应考虑酪氨酸激酶抑制剂（tyrosine kinase inhibitor，TKI）治疗。具体包括：①病变进展迅速，预计在 6 个月内需要干预，否则会危及生命的疾病（例如，肺或淋巴结转移病变可能迅速侵入气道、引起呼吸困难或支气管阻塞）；②不能采用局部治疗来充分解决的症状性疾病（如运动性呼吸困难、不可切除的引起疼痛的病变）；③播散性疾病进展，而不是局灶性病变进展（如多个肺转移灶进展，而不是局部病变缓慢进展）。

以下情况暂时不适于 TKI 治疗：①妊娠、哺乳期妇女禁用；②重度肝肾功能不全；③对 VEGFR 为主要靶点的抗血管生成药物有严重活动性出血、大咯血风险者禁用；④活动性或近期肠道疾病（如憩室炎、炎症性肠病、近期肠切除术）；⑤近期心血管事件；⑥近期行气管放疗（放疗与激酶抑制剂会增加气道消化道瘘的风险）；⑦恶病质、体重低、营养不良、高血压病控制不良、QTc间期延长、明显急性心律失常（包括室性和慢性心律失常）；⑧未经治疗的脑转移病变（有争议）；⑨最近有自杀倾向者。

1.2　RAIR-DTC终止靶向治疗的指征

当全身疾病迅速进展或疗程中出现严重不良反应等TKI治疗风险超过获益时，应及时停止TKI治疗。若经TKI治疗呈现明显获益后再现疾病缓慢进展，在毒性可耐受、疾病整体可控下，可维持TKI治疗。当局灶性病变明显进展且适合局部治疗时，在维持全身TKI治疗同时，局部区域治疗有时可最大获益。例如，当肺转移灶缩小但孤立的骨转移灶进展时，可采用全身TKI联合骨转移灶放疗。

主要推荐：

对转移性、快速进展或有症状的RAIR-DTC，应根据MDT to HIM团队意见，结合患者病情及意愿，权衡利弊后启动TKI治疗；若TKI治疗后仍出现进展，或有严重不良反应，治疗风险超过获益时，应终止TKI治疗。

2 靶向药物治疗概况

2.1 RAIR-DTC 的靶向治疗

2.1.1 泛靶点抗血管生成 TKIs

（1）已获得国内批准的靶向药物

索拉非尼：是小分子多靶点 TKI，可强效抑制 VEGFR-2、VEGFR-3、RET 和 BRAF。在 DECISION 随机对照研究中，针对 14 个月内疾病进展的 RAIR-DTC，索拉非尼组的客观缓解率（Objective Response Rate，ORR）为 12.3%，PFS 较安慰剂组显著延长（10.8 个月 vs. 5.8 个月，HR=0.59，P<0.0001），但 OS 无统计学差异。

仑伐替尼：主要靶向 EGFR-1~3、FGFR-1~4、PDGFRα、RET 和 KIT。SELECT 随机对照临床研究显示仑伐替尼较安慰剂显著改善了 PFS（18.3 个月 vs. 3.6 个月，HR=0.21，P<0.001），OS 无统计学差异。

（2）其他靶向治疗药物

阿帕替尼：主要靶向 VEGFR-2。在一项 REALITY Ⅲ期随机对照临床研究中，针对入组前 12 个月内进展的 RAIR-DTC，阿帕替尼组的 ORR 达 54.3%，PFS 较安慰剂显著延长（22.2 个月对比 4.5 个月,HR=0.26，P<0.001），并显示生存获益，中位 OS 明显长于对照组（NR vs. 29.90 个月）（参考文献：DOI 号 10.1001/jamaoncol.2021.6268）。

安罗替尼：靶点主要包括VEGFR-1、VEGFR-2、VEGFR-3、c-kit和PDGFRβ。在中国治疗进展性局部晚期或转移性RAIR-DTC II期临床研究中，安罗替尼组的ORR达59.21%，显著延长了中位PFS（40.54个月对比8.38个月，HR=0.21，P<0.0001），提示安罗替尼针对进展性RAIR-DTC的控肿瘤作用。

索凡替尼：主要作用靶点为VEGFR1/2/3、FGFR1和CSF-1R。一项多中心II期临床研究纳入59例局部晚期或转移性DTC及MTC，其中局部晚期或转移性RAIR-DTC患者有26例，索凡替尼在这部分RAIR-DTC中的ORR为21.7%，中位PFS为11.1个月（参考文献：DOI号10.1089/thy.2019.0453）。

2.1.2 特异靶点TKIs

普拉替尼：一种特异性RET抑制剂。大约10%~20%的PTC呈RET基因融合阳性。普拉替尼已经FDA获批用于需要系统性治疗的晚期或转移性RET突变MTC及晚期或转移性RET融合阳性RAIR-DTC。

塞帕替尼：另一种高选择性RET抑制剂，2020年5月FDA获批用于成人和12岁及以上儿童RET突变的晚期或转移性MTC、RET融合阳性的晚期或转移性RAIR-DTC。

拉罗替尼：一种广谱神经营养因子受体络氨酸激

酶（NeuroTrophin Receptor Kinase，NTRK）抑制剂。拉罗替尼在美国获批用于标准治疗无效或无标准治疗的晚期NTRK融合基因阳性的成人或儿童实体肿瘤。

主要推荐：

（1）靶向治疗可延长进展性局部晚期或转移性RAIR-DTC的PFS，推荐使用仑伐替尼和索拉非尼；进展性、局部晚期或转移性RAIR-DTC患者，也可使用阿帕替尼、安罗替尼或索凡替尼。

（2）对转移性、迅速进展、有症状和/或近期威胁生命的DTC，应行多基因检测，以确定可指导治疗的基因改变（包括RET和NTRK基因融合）和tTMB，基于相应基因变异特征，使用普拉替尼或塞帕替尼。

（3）如全身治疗药物不可及或不合适，鼓励患者参加临床试验。

2.2 MTC的靶向治疗

2.2.1 多靶点酪氨酸激酶抑制剂

凡他尼布：口服小分子多靶点TKI，主要作用靶点为RET、EGFR和VEGFR，美国FDA2011年批准用于进展性、有症状、不可手术的局部晚期或转移性MTC。

卡博替尼：主要靶点为RET、MET和VEGFR-2，也是口服的小分子多靶点TKI。目前已被FDA和EMA批准上市，用于治疗晚期转移性MTC。

安罗替尼：是我国自主研发的多靶点 TKI，主要作用于 VEGFR-2/3、成纤维细胞生长因子受体 1~4（FGFR-1~4）及血小板源生长因子受体（PDGFR）。目前已获批用于无法手术的局部晚期或转移性 MTC。

索凡替尼：作用靶点为 VEGFR、FGFR-1 以及集落刺激因子 1 受体。我国多中心 II 期临床研究，纳入 27 例 MTC，ORR 为 22.2%，中位 PFS 为 11.1 个月。

2.2.2 高选择性 RET 抑制剂

RET 是 MTC 的主要驱动基因，也是治疗 MTC 潜在最有效的靶点。高选择性 RET 抑制剂与之前的多靶点 TKI 不同，对 RET 亲和力高，对 RET 融合突变及点突变均有效。目前有普拉替尼和塞帕替尼两个小分子高选择性 RET 抑制剂。塞帕替尼在 I / II 期临床试验疗效良好，已被 FDA 加速获批上市。

主要推荐：

（1）对症状性或进展性的持续/复发或转移性 MTC，应考虑凡他尼布、卡博替尼、安罗替尼等靶向治疗。

（2）对存在 RET 变异的症状性或进展性持续/复发或转移性的 MTC，推荐塞帕替尼（RET 突变）和普拉替尼（RET 突变）。

2.3 ATC 的靶向治疗

目前针对 ATC 的靶向药物较为罕见。FDA 于 2018

年5月批准达拉非尼联合曲美替尼用于BRAF^{V600E}突变的ATC。FDA还批准拉罗替尼和恩曲替尼用于NTRK融合阳性的ATC。FDA于2020年批准特异性RET抑制剂塞帕替尼和普拉替尼用于RET融合阳性的碘难治性TC，包括在ATC中的应用。目前标准治疗ATC的药物效果不佳，所有患者，不论采用何种手术方案，均应考虑加入临床试验。

主要推荐：

对无法切除的BRAF^{V600E}突变局部晚期ATC病灶（ⅣA/ⅣB期），可行分子靶向新辅助治疗（达拉非尼/曲美替尼）。若RET融合阳性，可用塞帕替尼、普拉替尼；若NTRK融合阳性，可用拉罗替尼、恩曲替尼；若RECIST评估提示进展，可用凡他尼布、卡博替尼、塞帕替尼（RET突变）和普拉替尼（RET突变）。

3 靶向药物不良反应的监测和处理

酪氨酸激酶抑制剂与许多副作用有关，包括腹泻、疲劳、诱发高血压、肝毒性、皮肤变化、恶心、左甲状腺素增加剂量、口味变化和体重减轻等。

随访监测。高血压病：每天血压监测，在治疗前8周尤为重要，如需降压治疗，钙通道阻滞剂可能最有效；皮肤/黏膜毒性：监测有无皮疹/口腔溃疡，告知光照和晒伤风险；肝毒性：监测丙氨酸血清转移酶、碱性磷酸酶和胆红素，发生肝毒性后常需减少激酶抑制剂治疗；心脏毒性：监测心电图、超声心动图，如果QTc>480ms，则停止（或不启动）TKI治疗；甲状腺功能减退症：定期监测TSH，根据TSH变化调节左甲状腺素剂量；肾毒性：监测血清肌酐、尿蛋白；血液学毒性：监测血常规；胰腺炎：监测淀粉酶；致畸性：育龄男女孕前检测及有效避孕。

处理原则。发生不良反应1级，可继续用药，并予对症支持治疗；2级若在1周内症状反复出现，应中断治疗，经对症治疗症状缓解后可先予减量治疗，若能耐受可考虑恢复原剂量治疗；3级一旦出现应暂停药物，并给予积极对症治疗，直至症状缓解至1级，再予减量治疗，若反复发生3级不良反应，则中断治疗。

主要推荐：

密切监测酪氨酸激酶抑制剂治疗不良反应，按分级原则进行管理。

4 甲状腺癌的化学治疗

DTC对化疗不敏感。化疗仅作为姑息治疗或其他手段无效后的尝试治疗。

对持续性或复发性MTC，化疗仅用于激酶抑制剂治疗失败、不能参加临床研究者，小样本研究显示以达卡巴嗪为基础的联合化疗方案，ORR为15%~42%。

对缺乏其他治疗选择（包括临床试验）的转移性ATC，建议化疗。ATC 的化疗包括紫杉烷和/或蒽环类或紫杉烷联合或不联合顺铂或卡铂。

多柔比星（Doxorubicin，阿霉素）是 FDA 批准用于 ATC 和转移性 DTC 唯一的细胞毒性化疗药物，建议剂量为每周 20 mg/m^2 或每三周 60~75 mg/m^2。单药紫杉醇可使一些新诊断的 ATC 获益，如每周使用，建议剂量为 60~90 mg/m^2。

主要推荐：

对 DTC、MTC 不建议常规化疗；对无其他选择的转移性 ATC 建议化疗。

5 甲状腺癌的免疫治疗

近年有多种免疫检查点抑制剂（immune checkpoint inhibitors，ICIs）获批用于不同的实体和血液肿瘤。对有治疗指征的 RAIR-DTC，多项 Ⅰ、Ⅱ期免疫治疗相关临床研究正在进行中，初步显示 ICIs 对进展期 DTC 有一定抗肿瘤活性。对转移性 MTC 的初步研究显示，肿瘤疫苗及刺激树突细胞治疗有一定前景。ATC 免疫治疗正在研究中，FDA 尚未批准 ATC 的免疫治疗药物。回顾性数据显示，靶向治疗联合免疫治疗可明显改善 ATC 预后。

主要推荐：

在DTC和MTC治疗中不建议常规使用免疫治疗。具有PD-L1高表达的ⅣC期ATC，在无其他适用靶向药物时可选择免疫检查点抑制剂。

第十节　中医药治疗

中医药治疗是TC综合治疗的组成部分，特别对TC术后并发症以及^{131}I治疗、内分泌治疗后的不良反应有一定的治疗价值，也可用于晚期TC放化疗、免疫治疗相关毒副作用的处理。

中医药治疗主要在辨证论治原则指导下进行，同时还特别注重TC术后的康复治疗。另外，用药时注意疾病与碘缺乏还是碘过量有关，慎重使用海带、海藻、海螵蛸、海蛤壳等含碘较高的中草药。

以下是TC术后和常用疗法所致不良反应的辨证分型：

1　肝气郁结

临床表现：颈部胀满不适，精神抑郁，烦躁易怒，胸闷喜太息，胁肋胀满；食欲不振，脘痞腹满；舌淡、苔薄白，脉弦。

治法：疏肝解郁，理气散结。

代表方：逍遥散加减。

2　气滞血瘀

临床表现：颈部胀刺痛，面黯不泽，急躁易怒，胸闷气憋可伴走窜疼痛；妇女可见月经闭止、痛经、经色紫暗有血块；舌色紫黯，可见瘀斑、苔薄或少，脉弦涩。

治法：行气活血，化瘀散结。

代表方：逍遥散散合桃红四物汤加减。

3　气滞痰凝

临床表现：颈部肿块或伴有颈部两侧瘰疬质地硬，胸憋气短，烦躁易怒，气短懒言，神疲肢困，胃纳不佳；苔白腻，脉弦滑。此型多可见于晚期或复发转移患者。

治法：疏肝理气，化痰散结。

代表方：逍遥散合贝母瓜蒌散加减。

4　肝郁化火

临床表现：颈部热痛，急躁易怒，胸胁胀满，头晕目赤，口干口苦，烦热汗出；舌质红、苔薄黄，脉弦数。

治法：疏肝泻火，解毒散结。此型可见于伴甲亢患者。

代表方：丹栀逍遥散加减。

5　肝经湿热

临床表现：颈部热痛，口苦口黏，口臭，头晕目赤，胸闷纳呆，小便黄赤，大便干结；舌质红、苔黄腻，脉弦滑数。

治法：清热利湿，解毒散结。

代表方：龙胆泻肝汤加减。

6　痰瘀互结

临床表现：颈前结块或伴有颈部两侧瘰疬坚硬难消，咽中梗塞，痰多质黏，声音嘶哑，胸闷纳差；舌紫暗或有瘀斑、苔腻，脉弦滑。此型多见于晚期或复发转移的患者。

治法：化痰活血、祛瘀散结。

代表方：贝母瓜蒌散合消瘰丸加减。

7　阴虚火旺

临床表现：心烦失眠，急躁易怒，头晕目眩，口干盗汗，五心烦热，腰膝酸软；舌红少津、苔少或无，脉细数。此型可见于伴甲亢患者。

治法：滋阴清热，解毒散结。

代表方：知柏地黄丸加减。

8 脾肾阳虚

临床表现：颜面水肿或肢肿，形寒肢冷，面白萎靡，神疲乏力，纳减便溏，头晕脱发；舌质淡胖、苔白滑或白腻、边有齿痕，脉沉细弱。此型多见于伴甲减患者。

治法：温补脾肾，利水消肿。

代表方：金匮肾气丸加减。

9 气阴两虚

临床表现：颈部隐痛或伴肿块，消瘦乏力，口干舌燥，心悸气短，自汗盗汗，五心烦热，头晕耳鸣，腰膝酸软；舌淡红、少苔，脉细或细数。此型多见于晚期或复发转移或术后患者。

治法：益气养阴，解毒散结。

代表方：四君子汤合沙参麦冬汤加减。

以上是基本辨证分型，根据临床症状还可随证加减，常见症状加减如下：

颈部疼痛者，加葛根、川芎、鸡血藤；头晕耳鸣者，加天麻、蝉衣、石菖蒲；口咽干燥者，加沙参、知母、玄参；口干口苦者，加龙胆草、栀子、黄芩；面红目赤者，加栀子、黄芩、菊花；失眠多梦者，加炒酸枣仁、夜交藤、合欢花；烦躁易怒者，加柴胡、香附、郁金；食欲不振者，加白术、云苓、焦三仙；手足心热者，加知母、黄檗、生地；手足不温者，加炮附子、肉桂、巴戟天；身倦乏力者，加黄芪、党参、黄精；自汗盗汗者，加麻黄根、浮小麦、生地黄；颜面水肿者，加桑白皮、生姜皮、陈皮；下肢水肿者，加车前子、泽泻、猪苓。

中医药治疗 TC 特别重视日常辨证调护，强调心理调护、饮食调护、睡眠调护、生活调护、服药调护等。

主要推荐：

中医药治疗在辨证论治原则指导下进行，对 TC 治疗后相关并发症、毒副作用的治疗和康复具有一定价值。

— 第五章 ————

甲状腺癌的康复与随访

TC治疗后康复主要包括身体和心理的康复。经整合治疗后大部分TC能回归社会，恢复正常工作和生活，对整体免疫力和心态无明显影响；少部分局部晚期行气管、喉、食管等创伤较大手术者术后注意营养支持、心理疏导、人文关怀等，以提升综合抗病能力。颈部锻炼可促进切口愈合后的颈部功能恢复，发挥中医药在康复中的调理作用，伴随机体恢复的同时，指导患者调整心态，配合治疗与随访。

1 随访目的

对DTC长期随访的目的：①早期发现复发和转移，并对其进行及时治疗；②对DTC复发或带瘤生存者，观察病情进展和疗效；③监控TSH抑制治疗效果，避免抑制不足或过度治疗；④对DTC某些伴发病（如心脏病、其他恶性肿瘤等）病情进行动态观察；⑤对治疗后患者在随访期间进行再次分期及预后评估（动态评估），决定是否进一步治疗或密切随访。

主要推荐：

对DTC应行长期随访、动态评估。

2 甲状腺癌随访中血清学检查的应用

2.1 对已清除全部甲状腺的DTC，血清Tg在长期随访中的应用

对已清除全部甲状腺（手术和RAI清甲后）的DTC，定期检测血清Tg水平（需采取同样的检测方法），是判别肿瘤残留或复发的重要手段。

DTC随访中血清Tg测定包括基础Tg测定（TSH抑制状态下）和TSH刺激后的Tg测定。为能更准确地反映病情，可通过停用L-T_4或应用rhTSH的方法，使血清TSH水平升高至>30mU/l，之后再行Tg检测，即TSH刺激后的Tg测定。停用L-T_4和使用rhTSH后测得的Tg水平具有高度一致性。

对血清Tg的长期随访宜从RAI清甲治疗后6个月开始，此时应检测基础或TSH刺激后的血清Tg水平。RAI治疗后第12个月，应测定TSH刺激后的血清Tg。此后每6~12个月复查基础Tg（TSH抑制状态下）。如无肿瘤残留或复发迹象，复发风险低危的DTC在随访中复查TSH刺激后Tg的时机和必要性不确定；复发风险中、高危者应在清甲治疗后3年内复查TSH刺激后的Tg。

主要推荐：

（1）对已清除全部甲状腺的DTC，随访血清Tg变化是判别是否有肿瘤残留或复发的重要手段。

（2）随访血清Tg应用同种方法，每次测定血清Tg均应同时检测TgAb。

（3）RAI（^{131}I）清甲治疗后6个月检测基础血清Tg（TSH抑制状态下）或TSH刺激后的血清Tg，12个月时检测TSH刺激后血清Tg，此后每6~12个月复查基础血清Tg，复发风险中、高危者在清甲治疗后3年内复查TSH刺激后血清Tg。

2.2 未完全切除甲状腺的DTC，能否用血清Tg进行随访

未完全切除甲状腺的DTC，残留的正常甲状腺组织仍是血清Tg的来源之一，区分正常甲状腺和甲状腺癌组织的Tg切点值不详，故以血清Tg测定为随访手段，发现DTC残留或复发的敏感性和特异性均不高。尽管如此，仍然建议术后定期（每6个月）测定血清Tg，同时检测TgAb。对术后血清Tg水平呈持续升高趋势者，应考虑DTC进展可能性。对此无须TSH刺激后的Tg测定。

主要推荐：

未完全切除甲状腺的DTC，术后每6个月检测血清Tg（同时检测TgAb）。对Tg有持续升高趋势者，需

考虑DTC进展可能性。

3　甲状腺癌随访中影像学检查

3.1　DTC随访中颈部超声检查的应用

超声随访的目的是：评估甲状腺床和颈部中央区、侧颈部的淋巴结状态。超声对早期发现DTC的颈部转移具有高度敏感性，是随访的重要内容。随访期间建议频率为：手术或RAI治疗后2年内每3~6个月一次；此后，无病生存者每6~12个月一次；在5年以上的长期随访中每1~2年一次。

对超声发现的，短径>8~10mm（中央区8mm、侧颈区10mm）的可疑颈部淋巴结，可行穿刺活检。研究显示：在对可疑淋巴结穿刺后，测定穿刺针冲洗液的Tg水平，可提高发现DTC转移的敏感度。对于短径<8~10mm的淋巴结可选择观察随访，在淋巴结增大、侵犯周围结构等可疑恶变时可考虑穿刺活检。

主要推荐：

DTC随访期间应定期（间隔3~12个月）行颈部超声检查。

3.2　DTC随访中诊断性RAI全身核素显像（DxWBS）的应用

中低危DTC如手术和RAI清甲后无残留肿瘤，且随访颈部超声无异常，基础血清Tg水平（TSH抑制状态下）不高，无须常规检查DxWBS。中高危患者在清甲治疗后6~12个月可考虑DxWBS随访。

主要推荐：

随访中，对已清除全部甲状腺且DTC复发风险为中高危者尤其是Tg或TgAb可疑增高者，选择性应用DxWBS。

4 ^{131}I 治疗监测及疗效评估

4.1 ^{131}I 治疗监测

不论行 ^{131}I 清甲、清灶或辅助治疗，均应在服碘后2~10天行全身显像（Rx-WBS），以了解病灶的摄碘活性，进一步明确疾病分期及预知本次治疗疗效。相较于治疗前显像（DxWBS），Rx-WBS所用的RAI剂量更高，约有6%~13%患者可通过Rx-WBS发现DxWBS未能显示的病灶，8.3%会因发现新病灶而改变肿瘤分期，进而改变治疗策略。采用单光子发射计算机断层仪（Single-Photon Emission Computed Tomography, SPECT）结合CT（SPECT/CT）能更准确地定位病灶，提高Rx-WBS对淋巴结转移和远处转移定性、定位诊断的准确性，甚至改变近1/4患者的治疗方案。

主要推荐：

^{131}I 治疗后显像有助于精准的肿瘤分期及预知疗效。

4.2 疗效评估

^{131}I治疗后疗效评估应采用实时、动态的风险分层体系，需整合当下临床、生化、结构/功能影像学结果进行综合评价，明确当前的疾病状态，为是否进行再次^{131}I治疗或其他治疗提供依据，同时及时避免过度治疗及治疗不足的问题。不同疗效反应对应不同的临床转归，所以需要根据评估结果，及时调整随访及治疗策略（表5-1）。

表5-1 分化型甲状腺癌不同疗效反应分类及其对随访决策的作用

疗效反应	疗效满意（ER）	疗效不确切（IDR）	生化疗效不佳（BIR）	结构性疗效不佳（SIR）
临床转归	1%~4%复发；<1%发生疾病特异性死亡	15%~20%随访期间可转变为SIR；其他病情稳定或好转；<1%发生疾病特异性死亡	≥30%自发缓解；20%经干预后缓解；20%转变为SIR；<1%发生疾病特异性死亡	50%~85%经后期干预病情仍持续；局部转移患者的疾病特异性死亡率高达11%，远处转移高达50%
管理措施	降低随诊频率和TSH抑制程度	持续动态监测影像学与血清学指标	若Tg水平稳定或下降，应在TSH抑制状态下长期随访；若Tg/TgAb水平呈上升趋势，必要时采用^{18}F-FDG PET-CT等影像学检查寻找潜在病灶	根据病灶大小、位置、生长速度、摄碘性等决策下一步治疗或随诊方案

5 随访手段

随访手段及频率因肿瘤类型、初始治疗、初始复发风险分层、实时动态疗效评估的差异而不同。血清学疗效评估包括 TSH、Tg、TgAb 的水平及其变化趋势。影像学疗效评估则包括颈部超声、DxWBS、CT、MRI、全身骨显像、PET-CT等。

5.1 血清学评价指标（Tg 及 TgAb）

清甲成功后的血清 Tg 是 DTC 特异的生物学标志物。治疗前后 Tg 水平变化可灵敏反映病灶容量变化，判断治疗效果，进而可能预测临床转归。理想情况下，随访中 Tg 的检测应在同一实验室采用同一方法进行。应测定同期 TSH 及 TgAb 水平，因 TgAb 存在时 Tg 水平不能作为可靠的定量指标。

5.2 影像学评价指标

颈部超声：颈部超声是监测颈部结构性病变的最有效手段。结合 FNA 细胞学结果及血清 Tg 水平，颈部超声检查的准确率可近达100%。

对清灶治疗的患者，治疗后 6~12 个月行 DxWBS 有助于实时评价病灶的摄碘功能，以作为决策再次 ^{131}I 治疗的重要分子核医学证据。SPECT/CT 及 ^{124}I-PET-CT 检测残余甲状腺组织和/或转移性 DTC 的敏感性均高于 ^{131}I-DxWBS。

CT 和 MRI 不是 DTC 随访中的常规检查项目，可作为超声显示不佳或侵犯局部重要器官病变的补充检查。

主要推荐：

（1）不建议在 DTC 随访中常规使用 CT、MRI 或 ^{18}F-FDG PET 检查。

（2）对可疑复发转移，可选择性应用 CT、MRI 或 ^{18}F-FDG PET 协助判断病变性质及范围。

6　随访策略

初次评估一般在治疗后 6 个月进行，所有 DTC 均应进行颈部超声和血清 Tg（抑制性或刺激性）及 TgAb 的测定，高危、既往存在摄碘转移灶、Tg 水平异常及颈部超声异常需行 DxWBS。

（1）清甲、辅助治疗：

中低危患者如首次评估已达 ER，则在治疗 12 个月后定期（12~24 个月）检测抑制性 Tg 和 TgAb 水平，并据此决策颈部超声频率，后续随访不需常规 DxWBS；如疗效评估为 IDR 或 BIR，则应每 6~12 个月检测血清 Tg 和 TgAb 及颈部超声。如随访中 Tg 或 TgAb 水平逐渐升高，则需其他影像学检查。

高危、低分化或病灶广泛侵袭者，如疗效评价为 ER、IDR、BIR，应每 6~12 个月评估血清 Tg 和 TgAb

水平。

（2）清灶治疗：

ER：无须再次 ^{131}I 治疗，进入 TSH 抑制治疗，随访频率6~12个月。

IDR：TSH 抑制治疗+持续动态监测，随访频率3~6个月。

BIR：Tg/ TgAb 稳定或下降者，TSH 抑制治疗+持续动态监测，随访频率3~6个月；Tg/TgAb 上升者，考虑 ^{18}F-FDG PET-CT 等进一步影像学检查，以探查可能的不摄碘的结构性病灶。

SIR：需判断结构性病变与前次 ^{131}I 治疗前的变化，积极监测以判断是否需要再次 ^{131}I 治疗或转诊进行局部/全身治疗。

主要推荐：

用血清学及影像学评估评价前次 ^{131}I 治疗疗效，为后续治疗提供依据。

7 MTC 的随访监测

对 MTC，无论术前诊断或术后判断复发转移，以 Ctn 的灵敏度和特异度最高。由于 Ctn 半衰期长，术后过早检测 Ctn 可能对手术疗效评估不准确，尤其对有肝肾基础疾病或术前 Ctn 水平较高者。研究提示，伴淋巴结转移且术前 Ctn 水平大于 1000 pg/mL 者，Ctn 降至正常的平均时间为57.7天。

术后评估血清Ctn低于检测水平下限且CEA正常者，后期可每年做1次血清学检测。当Ctn≥150pg/mL时，应选择影像学评估。当Ctn>1000pg/mL而无颈、胸部病灶，提示可能远处转移，需行影像学检查，如影像学检查未探及明确病灶，建议继续监测血清Ctn、CEA。术后持续保持Ctn高水平并不一定提示肿瘤复发，但进行性升高与复发转移相关。

主要推荐：

（1）初次手术后三个月应检测Ctn及CEA水平，评估手术疗效，肿瘤标志物低于检测水平以下者，可随访观察，间隔可为6~12个月。

（2）对术后Ctn及CEA持续升高，或降至正常后再升高者，应计算Ctn倍增时间，并至少连续检测四次，每次间隔至少6个月，随访间隔为3~6个月。

（3）术后Ctn和CEA高于正常，应行影像学检查寻找持续或复发病灶。

8 系统治疗后的疗效评估

对接受系统治疗的晚期TC，疗效评估参考RE-CIST v1.1标准。治疗前评估基线病灶；疗程中定期评估疗效，并根据肿瘤进展、稳定或缓解与否制定后续系统治疗方案。

主要推荐：

接受系统治疗者，应定期进行疗效评估。

9 主动监测在甲状腺癌中的应用

主动监测（Active Surveillance，AS）也称"延迟手术"，即DTC确诊后不立即手术而先随访观察，在监测中发现肿瘤进展才积极手术。AS主要用于：①极低危的甲状腺乳头状微癌（单灶、最大径<1cm、无局部外侵倾向、无临床怀疑的淋巴结或远处转移、细胞学未提示高危亚型）；②合并其他疾病需优先治疗（如其他恶性肿瘤或内科疾病）；③预期寿命较短。另外，部分无法手术的晚期DTC，瘤灶可能长期稳定，随访无进展征象，亦可考虑AS。

然而，AS临床实践中仍有很多问题：①虽然多数微小癌在监测中进展缓慢，但仍有部分出现肿瘤进展、淋巴结甚至远处转移导致手术范围扩大等不良后果，年轻和怀孕可能是其危险因素，由于缺乏有效手段甄别真正低危者，因此AS实施存在一定风险；②AS实施缺乏统一的标准化操作规范，例如AS的选择标准、随访周期、TSH的控制范围以及手术时机的把握等，究竟肿瘤增大多少时需要手术介入，仍无统一结论；③从成本效益分析，AS所需投入时间、精力、经济成本未必低于早期手术，患者通常需要承担更大心理压力；④在国内医疗环境下如何取得患者信任，使其从内心认可和接受AS，仍是临床医生面对的挑战。

主要推荐：

对部分低危甲状腺微小癌，主动监测可作为治疗选择之一。对晚期DTC瘤灶长期稳定无进展者可考虑主动监测。

参考文献

[1] HAUGEN B R，ALEXANDER E K，BIBLE K C，et al. 2015 American Thyroid Association Management Guidelines for Adult Patients with Thyroid Nodules and Differentiated Thyroid Cancer: The American Thyroid Association Guidelines Task Force on Thyroid Nodules and Differentiated Thyroid Cancer [J]. Thyroid: official journal of the American Thyroid Association，2016，26（1）：1-133.

[2] CABANILLAS M E，MCFADDEN D G，DURANTE C. Thyroid cancer [J]. Lancet（London，England），2016，388（10061）：2783-95.

[3] VIOLA D，ELISEI R. Management of Medullary Thyroid Cancer [J]. Endocrinology and metabolism clinics of North America，2019，48（1）：285-301.

[4] SIEGEL R L，MILLER K D，FUCHS H E，et al. Cancer Statistics，2021 [J]. CA：a cancer journal for clinicians，2021，71（1）：7-33.

[5] LI M，DAL MASO L，VACCARELLA S. Global trends in thyroid cancer incidence and the impact of overdiagnosis [J]. The lancet Diabetes & endocrinology，2020，8（6）：468-70.

[6] 郑荣寿，孙可欣，张思维，等.2015年中国恶性肿瘤流行情况分析[J].中华肿瘤杂志，2019（01）：19-28.

[7] DU L，ZHAO Z，ZHENG R，et al. Epidemiology of Thyroid Cancer：Incidence and Mortality in China，2015 [J]. Frontiers in oncology，2020，10：1702.

[8] SANABRIA A，KOWALSKI L P，SHAH J P，et al. Growing incidence of thyroid carcinoma in recent years：Factors underlying overdiagnosis [J]. Head & neck，2018，40（4）：855-66.

[9] ENEWOLD L，ZHU K，RON E，et al. Rising thyroid cancer

incidence in the United States by demographic and tumor characteristics, 1980-2005 [J]. Cancer epidemiology, biomarkers & prevention: a publication of the American Association for Cancer Research, cosponsored by the American Society of Preventive Oncology, 2009, 18 (3): 784-91.

[10] LI M, BRITO J P, VACCARELLA S. Long-Term Declines of Thyroid Cancer Mortality: An International Age-Period-Cohort Analysis [J]. Thyroid: official journal of the American Thyroid Association, 2020, 30 (6): 838-46.

[11] LIM H, DEVESA S S, SOSA J A, et al. Trends in Thyroid Cancer Incidence and Mortality in the United States, 1974-2013 [J]. Jama, 2017, 317 (13): 1338-48.

[12] FILETTI S, DURANTE C, HARTL D, et al. Thyroid cancer: ESMO Clinical Practice Guidelines for diagnosis, treatment and follow-up † [J]. Annals of oncology: official journal of the European Society for Medical Oncology, 2019, 30 (12): 1856-83.

[13] DU L, LI R, GE M, et al. Incidence and mortality of thyroid cancer in China, 2008-2012 [J]. Chinese journal of cancer research = Chung -kuo yen cheng yen chiu, 2019, 31 (1): 144-51.

[14] ZENG H, CHEN W, ZHENG R, et al. Changing cancer survival in China during 2003-15: a pooled analysis of 17 population-based cancer registries [J]. The Lancet Global health, 2018, 6 (5): e555-e67.

[15] KHAN A, SMELLIE J, NUTTING C, et al. Familial nonmedullary thyroid cancer: a review of the genetics [J]. Thyroid: official journal of the American Thyroid Association, 2010, 20 (7): 795-801.

[16] CAPEZZONE M, ROBENSHTOK E, CANTARA S, et al. Familial non-medullary thyroid cancer: a critical review [J]. Jour-

nal of endocrinological investigation, 2021, 44 (5): 943-50.

[17] TRONKO M, MABUCHI K, BOGDANOVA T, et al. Thyroid cancer in Ukraine after the Chernobyl accident (in the framework of the Ukraine-US Thyroid Project) [J]. Journal of radiological protection: official journal of the Society for Radiological Protection, 2012, 32 (1): N65-9.

[18] LORENZ E, SCHOLZ-KREISEL P, BAAKEN D, et al. Radiotherapy for childhood cancer and subsequent thyroid cancer risk: a systematic review [J]. European journal of epidemiology, 2018, 33 (12): 1139-62.

[19] XU L, PORT M, LANDI S, et al. Obesity and the risk of papillary thyroid cancer: a pooled analysis of three case-control studies [J]. Thyroid: official journal of the American Thyroid Association, 2014, 24 (6): 966-74.

[20] SCHMID D, RICCI C, BEHRENS G, et al. Adiposity and risk of thyroid cancer: a systematic review and meta-analysis [J]. Obesity reviews: an official journal of the International Association for the Study of Obesity, 2015, 16 (12): 1042-54.

[21] BHASKARAN K, DOUGLAS I, FORBES H, et al. Body-mass index and risk of 22 specific cancers: a population-based cohort study of 5·24 million UK adults [J]. Lancet (London, England), 2014, 384 (9945): 755-65.

[22] CARDIS E, KESMINIENE A, IVANOV V, et al. Risk of thyroid cancer after exposure to ^{131}I in childhood [J]. Journal of the National Cancer Institute, 2005, 97 (10): 724-32.

[23] ZIMMERMANN M B, GALETTI V. Iodine intake as a risk factor for thyroid cancer: a comprehensive review of animal and human studies [J]. Thyroid research, 2015, 8 (1): 1-21.

[24] 中华医学会地方病学分会，等.中国居民补碘指南. [R]. 2018: 5.

[25] BOSETTI C, KOLONEL L, NEGRI E, et al. A pooled analy-

sis of case—control studies of thyroid cancer. VI. Fish and shell-fish consumption [J]. Cancer causes & control: CCC, 2001, 12 (4): 375-82.

[26] BOSETTI C, NEGRI E, KOLONEL L, et al. A pooled analysis of case—control studies of thyroid cancer. VII. Cruciferous and other vegetables (International) [J]. Cancer causes & control: CCC, 2002, 13 (8): 765-75.

[27] Cancer Control: Knowledge into Action: WHO Guide for Effective Programmes: Module 2: Prevention. Geneva; World Health Organization Copyright © World Health Organization 2007. 2007.

[28] BIBBINS-DOMINGO K, GROSSMAN D C, CURRY S J, et al. Screening for Thyroid Cancer: US Preventive Services Task Force Recommendation Statement [J]. Jama, 2017, 317 (18): 1882-7.

[29] AHN H S, KIM H J, WELCH H G. Korea's thyroid—cancer "epidemic" -- screening and overdiagnosis [J]. The New England journal of medicine, 2014, 371 (19): 1765-7.

[30] CEOLIN L, DUVAL M, BENINI A F, et al. Medullary thyroid carcinoma beyond surgery: advances, challenges, and perspectives [J]. Endocrine-related cancer, 2019, 26 (9): R499-r518.

[31] Baskin, H.J., Ultrasound of thyroid nodules, in Thyroid ultrasound and ultrasound—guided FNA biopsy. 2000, Springer. p. 71-86.

[32] MOON W J, JUNG S L, LEE J H, et al. Benign and malignant thyroid nodules: US differentiation--multicenter retrospective study [J]. Radiology, 2008, 247 (3): 762-70.

[33] CAPPELLI C, CASTELLANO M, PIROLA I, et al. The predictive value of ultrasound findings in the management of thyroid nodules [J]. QJM: monthly journal of the Association of

Physicians，2007，100（1）：29-35.

[34] RAGO T，SANTINI F，SCUTARI M，et al. Elastography：new developments in ultrasound for predicting malignancy in thyroid nodules [J]. The Journal of clinical endocrinology and metabolism，2007，92（8）：2917-22.

[35] SHETTY S K，MAHER M M，HAHN P F，et al. Significance of incidental thyroid lesions detected on CT：correlation among CT，sonography，and pathology [J]. AJR American journal of roentgenology，2006，187（5）：1349-56.

[36] 赵敬柱，郑向前，高明，等.甲状腺乳头状癌上纵隔淋巴结转移的诊治思考：附2例报告及文献复习[J].中华普通外科学文献（电子版），2021，15（04）：293-297.

[37] 章德广，张虎.腔镜下甲状腺癌上纵隔淋巴结清扫技术要点[J].中国实用外科杂志，2020，40（09）：1100-1103.DOI：10.19538/j.cjps.issn1005-2208.2020.09.22.

[38] 关志伟，徐白萱，陈英茂，等.大规模人群FDG PET/CT意外发现甲状腺高代谢结节的回顾性分析[J].中华核医学与分子影像杂志，2012（01）：32-35.

[39] ELISEI R，BOTTICI V，LUCHETTI F，et al. Impact of routine measurement of serum calcitonin on the diagnosis and outcome of medullary thyroid cancer：experience in 10，864 patients with nodular thyroid disorders [J]. The Journal of clinical endocrinology and metabolism，2004，89（1）：163-8.

[40] HAHM J R，LEE M S，MIN Y K，et al. Routine measurement of serum calcitonin is useful for early detection of medullary thyroid carcinoma in patients with nodular thyroid diseases [J]. Thyroid：official journal of the American Thyroid Association，2001，11（1）：73-80.

[41] COSTANTE G，MERINGOLO D，DURANTE C，et al. Predictive value of serum calcitonin levels for preoperative diagnosis of medullary thyroid carcinoma in a cohort of 5817 consecu-

tive patients with thyroid nodules [J]. The Journal of clinical endocrinology and metabolism, 2007, 92 (2): 450-5.

[42] CHAMBON G, ALOVISETTI C, IDOUX-LOUCHE C, et al. The use of preoperative routine measurement of basal serum thyrocalcitonin in candidates for thyroidectomy due to nodular thyroid disorders: results from 2733 consecutive patients [J]. The Journal of clinical endocrinology and metabolism, 2011, 96 (1): 75-81.

[43] COOPER D S, DOHERTY G M, HAUGEN B R, et al. Revised American Thyroid Association management guidelines for patients with thyroid nodules and differentiated thyroid cancer [J]. Thyroid: official journal of the American Thyroid Association, 2009, 19 (11): 1167-214.

[44] 甲状腺癌血清标志物临床应用专家共识（2017版）[J].中国肿瘤临床, 2018, 45（01）: 7-13.

[45] 王宇, 田文, 嵇庆海, 等.甲状腺髓样癌诊断与治疗中国专家共识（2020版）[J].中国实用外科杂志, 2020, 40（09）: 1012-1020.

[46] MACHENS A, HAUPTMANN S, DRALLE H. Prediction of lateral lymph node metastases in medullary thyroid cancer [J]. The British journal of surgery, 2008, 95 (5): 586-91.

[47] MALANDRINO P, LATINA A, MARESCALCO S, et al. Risk-adapted management of differentiated thyroid cancer assessed by a sensitive measurement of basal serum thyroglobulin [J]. The Journal of clinical endocrinology and metabolism, 2011, 96 (6): 1703-9.

[48] TORRES M R, NóBREGA NETO S H, ROSAS R J, et al. Thyroglobulin in the washout fluid of lymph-node biopsy: what is its role in the follow-up of differentiated thyroid carcinoma? [J]. Thyroid: official journal of the American Thyroid Association, 2014, 24 (1): 7-18.

[49] DIAZZI C, MADEO B, TALIANI E, et al. The diagnostic value of calcitonin measurement in wash-out fluid from fine-needle aspiration of thyroid nodules in the diagnosis of medullary thyroid cancer [J]. Endocrine practice: official journal of the American College of Endocrinology and the American Association of Clinical Endocrinologists, 2013, 19 (5): 769-79.

[50] LIU Z, ZHOU W, HAN R, et al. Cytology versus calcitonin assay in fine-needle aspiration biopsy wash-out fluid (FNAB-CT) in diagnosis of medullary thyroid microcarcinoma [J]. Endocrine, 2021, 74 (2): 340-8.

[51] NIKIFOROV Y E, STEWARD D L, ROBINSON-SMITH T M, et al. Molecular testing for mutations in improving the fine-needle aspiration diagnosis of thyroid nodules [J]. The Journal of clinical endocrinology and metabolism, 2009, 94 (6): 2092-8.

[52] LI X, ZHANG S, ZHANG Q, et al. Diagnosis of thyroid cancer using deep convolutional neural network models applied to sonographic images: a retrospective, multicohort, diagnostic study [J]. The Lancet Oncology, 2019, 20 (2): 193-201.

[53] BIBLE K C, KEBEBEW E, BRIERLEY J, et al. 2021 American Thyroid Association Guidelines for Management of Patients with Anaplastic Thyroid Cancer [J]. Thyroid: official journal of the American Thyroid Association, 2021, 31 (3): 337-86.

[54] 樊代明, 整合肿瘤学 临床卷 头胸部肿瘤分册[M]. 北京: 科学出版社, 2021.06.

[55] 陈立波, 丁勇, 关海霞, 等. 中国临床肿瘤学会 (CSCO) 持续/复发及转移性分化型甲状腺癌诊疗指南-2019[J]. 肿瘤预防与治疗, 2019, 32 (12): 1051-1079.

[56] BILIMORIA K Y, BENTREM D J, KO C Y, et al. Extent of surgery affects survival for papillary thyroid cancer [J]. Annals of surgery, 2007, 246 (3): 375-84; discussion 81-4.

[57] NIXON I J, GANLY I, PATEL S G, et al. Thyroid lobectomy for treatment of well differentiated intrathyroid malignancy [J]. Surgery, 2012, 151 (4): 571-9.

[58] ADAM M A, PURA J, GU L, et al. Extent of surgery for papillary thyroid cancer is not associated with survival: an analysis of 61, 775 patients [J]. Annals of surgery, 2014, 260 (4): 601-7; discussion 5-7.

[59] WANG T S, SOSA J A. Thyroid surgery for differentiated thyroid cancer - recent advances and future directions [J]. Nature reviews Endocrinology, 2018, 14 (11): 670-83.

[60] 甲状腺结节和分化型甲状腺癌诊治指南[J]. 中华内分泌代谢杂志, 2012 (10): 779-797.

[61] HUGHES D T, WHITE M L, MILLER B S, et al. Influence of prophylactic central lymph node dissection on postoperative thyroglobulin levels and radioiodine treatment in papillary thyroid cancer [J]. Surgery, 2010, 148 (6): 1100-6; discussion 006-7.

[62] DANIELS G H. Follicular Thyroid Carcinoma: A Perspective [J]. Thyroid: official journal of the American Thyroid Association, 2018, 28 (10): 1229-42.

[63] POPADICH A, LEVIN O, LEE J C, et al. A multicenter cohort study of total thyroidectomy and routine central lymph node dissection for cN0 papillary thyroid cancer [J]. Surgery, 2011, 150 (6): 1048-55.

[64] SYWAK M, CORNFORD L, ROACH P, et al. Routine ipsilateral level VI lymphadenectomy reduces postoperative thyroglobulin levels in papillary thyroid cancer [J]. Surgery, 2006, 140 (6): 1000-5; discussion 5-7.

[65] LANG B H, WONG K P, WAN K Y, et al. Impact of routine unilateral central neck dissection on preablative and postablative stimulated thyroglobulin levels after total thyroidectomy in

papillary thyroid carcinoma [J]. Annals of surgical oncology, 2012, 19 (1): 60-7.

[66] WANG T S, EVANS D B, FAREAU G G, et al. Effect of prophylactic central compartment neck dissection on serum thyroglobulin and recommendations for adjuvant radioactive iodine in patients with differentiated thyroid cancer [J]. Annals of surgical oncology, 2012, 19 (13): 4217-22.

[67] VIOLA D, MATERAZZI G, VALERIO L, et al. Prophylactic central compartment lymph node dissection in papillary thyroid carcinoma: clinical implications derived from the first prospective randomized controlled single institution study [J]. The Journal of clinical endocrinology and metabolism, 2015, 100 (4): 1316-24.

[68] 徐震纲, 刘绍严. 分化型甲状腺癌颈侧区淋巴结清扫专家共识 (2017版) [J]. 中国实用外科杂志, 2017, 37 (09): 985-991.

[69] PODNOS Y D, SMITH D, WAGMAN L D, et al. The implication of lymph node metastasis on survival in patients with well-differentiated thyroid cancer [J]. The American surgeon, 2005, 71 (9): 731-4.

[70] SCHARPF J, TUTTLE M, WONG R, et al. Comprehensive management of recurrent thyroid cancer: An American Head and Neck Society consensus statement: AHNS consensus statement [J]. Head & neck, 2016, 38 (12): 1862-9.

[71] RONDEAU G, FISH S, HANN L E, et al. Ultrasonographically detected small thyroid bed nodules identified after total thyroidectomy for differentiated thyroid cancer seldom show clinically significant structural progression [J]. Thyroid: official journal of the American Thyroid Association, 2011, 21 (8): 845-53.

[72] CLAYMAN G L, AGARWAL G, EDEIKEN B S, et al. Long-

term outcome of comprehensive central compartment dissection in patients with recurrent/persistent papillary thyroid carcinoma [J]. Thyroid: official journal of the American Thyroid Association, 2011, 21 (12): 1309–16.

[73] URKEN M L, MILAS M, RANDOLPH G W, et al. Management of recurrent and persistent metastatic lymph nodes in well-differentiated thyroid cancer: a multifactorial decision-making guide for the Thyroid Cancer Care Collaborative [J]. Head & neck, 2015, 37 (4): 605–14.

[74] TUFANO R P, CLAYMAN G, HELLER K S, et al. Management of recurrent/persistent nodal disease in patients with differentiated thyroid cancer: a critical review of the risks and benefits of surgical intervention versus active surveillance [J]. Thyroid: official journal of the American Thyroid Association, 2015, 25 (1): 15–27.

[75] LESNIK D, CUNNANE M E, ZURAKOWSKI D, et al. Papillary thyroid carcinoma nodal surgery directed by a preoperative radiographic map utilizing CT scan and ultrasound in all primary and reoperative patients [J]. Head & neck, 2014, 36 (2): 191–202.

[76] WANG L Y, NIXON I J, PATEL S G, et al. Operative management of locally advanced, differentiated thyroid cancer [J]. Surgery, 2016, 160 (3): 738–46.

[77] IBRAHIM E Y, BUSAIDY N L. Treatment and surveillance of advanced, metastatic iodine-resistant differentiated thyroid cancer [J]. Current opinion in oncology, 2017, 29 (2): 151–8.

[78] MCWILLIAMS R R, GIANNINI C, HAY I D, et al. Management of brain metastases from thyroid carcinoma: a study of 16 pathologically confirmed cases over 25 years [J]. Cancer, 2003, 98 (2): 356–62.

[79] PORTERFIELD J R，CASSIVI S D，WIGLE D A，et al. Thoracic metastasectomy for thyroid malignancies [J]. European journal of cardio-thoracic surgery: official journal of the European Association for Cardio-thoracic Surgery，2009，36（1）: 155-8.

[80] MONEKE I，KAIFI J T，KLOESER R，et al. Pulmonary metastasectomy for thyroid cancer as salvage therapy for radioactive iodine-refractory metastases [J]. European journal of cardio-thoracic surgery: official journal of the European Association for Cardio-thoracic Surgery，2018，53（3）: 625-30.

[81] BERNIER M O，LEENHARDT L，HOANG C，et al. Survival and therapeutic modalities in patients with bone metastases of differentiated thyroid carcinomas [J]. The Journal of clinical endocrinology and metabolism，2001，86（4）: 1568-73.

[82] REDDY S，WOLFGANG C L. The role of surgery in the management of isolated metastases to the pancreas [J]. The Lancet Oncology，2009，10（3）: 287-93.

[83] ESSIG G F，JR.，PORTER K，SCHNEIDER D，et al. Multifocality in Sporadic Medullary Thyroid Carcinoma: An International Multicenter Study [J]. Thyroid: official journal of the American Thyroid Association，2016，26（11）: 1563-72.

[84] WELLS S A，JR.，ASA S L，DRALLE H，et al. Revised American Thyroid Association guidelines for the management of medullary thyroid carcinoma [J]. Thyroid: official journal of the American Thyroid Association，2015，25（6）: 567-610.

[85] GIRAUDET A L，VANEL D，LEBOULLEUX S，et al. Imaging medullary thyroid carcinoma with persistent elevated calcitonin levels [J]. The Journal of clinical endocrinology and metabolism，2007，92（11）: 4185-90.

[86] KASERER K，SCHEUBA C，NEUHOLD N，et al. Sporadic versus familial medullary thyroid microcarcinoma: a histopath-

ologic study of 50 consecutive patients [J]. The American journal of surgical pathology, 2001, 25 (10): 1245-51.

[87] WEBER T, SCHILLING T, FRANK-RAUE K, et al. Impact of modified radical neck dissection on biochemical cure in medullary thyroid carcinomas [J]. Surgery, 2001, 130 (6): 1044-9.

[88] MACHENS A, DRALLE H. Biomarker-based risk stratification for previously untreated medullary thyroid cancer [J]. The Journal of clinical endocrinology and metabolism, 2010, 95 (6): 2655-63.

[89] LOWE N M, LOUGHRAN S, SLEVIN N J, et al. Anaplastic thyroid cancer: the addition of systemic chemotherapy to radiotherapy led to an observed improvement in survival--a single centre experience and review of the literature [J]. TheScientificWorldJournal, 2014, 2014: 674583.

[90] GLASER S M, MANDISH S F, GILL B S, et al. Anaplastic thyroid cancer: Prognostic factors, patterns of care, and overall survival [J]. Head & neck, 2016, 38 Suppl 1: E2083-90.

[91] BRIGNARDELLO E, GALLO M, BALDI I, et al. Anaplastic thyroid carcinoma: clinical outcome of 30 consecutive patients referred to a single institution in the past 5 years [J]. European journal of endocrinology, 2007, 156 (4): 425-30.

[92] SAINI S, TULLA K, MAKER A V, et al. Therapeutic advances in anaplastic thyroid cancer: a current perspective [J]. Molecular cancer, 2018, 17 (1): 154.

[93] TASHIMA L, MITZNER R, DURVESH S, et al. Dyspnea as a prognostic factor in anaplastic thyroid carcinoma [J]. European archives of oto-rhino-laryngology: official journal of the European Federation of Oto-Rhino-Laryngological Societies (EUFOS): affiliated with the German Society for Oto-Rhino-Laryngology - Head and Neck Surgery, 2012, 269 (4): 1251-

5.

[94] HöLTING T，MEYBIER H，BUHR H. [Problems of tracheoto-my in locally invasive anaplastic thyroid cancer] [J]. Langen-becks Archiv fur Chirurgie，1989，374（2）：72-6.

[95] BERBER E，BERNET V，FAHEY T J，3RD，et al. Ameri-can Thyroid Association Statement on Remote-Access Thyroid Surgery [J]. Thyroid：official journal of the American Thyroid Association，2016，26（3）：331-7.

[96] 田文，贺青卿，朱见，等.机器人手术系统辅助甲状腺和甲状旁腺手术专家共识[J].中国实用外科杂志，2016，36（11）：1165-1170.

[97] 王平，项承.经胸前入路腔镜甲状腺手术专家共识（2017版）[J].中国实用外科杂志，2017，37（12）：1369-1373.

[98] 王平，吴国洋，田文，等.经口腔前庭入路腔镜甲状腺手术专家共识（2018版）[J].中国实用外科杂志，2018，38（10）：1104-1107.

[99] 郑传铭，徐加杰，蒋烈浩，等.无充气腋窝入路完全腔镜下甲状腺叶切除的方法——葛-郑氏七步法[J].中国普通外科杂志，2019，28（11）：1336-1341.

[100] 徐加杰，张李卓，张启弘，等.无充气经腋窝腔镜甲状腺手术的临床应用[J].中华耳鼻咽喉头颈外科杂志，2020，55（10）：913-920.

[101] 王佳峰，徐加杰，蒋烈浩，等.无充气腋窝入路完全腔镜下甲状腺癌根治术对术后颈部功能影响的初步研究[J].中华内分泌外科杂志，2021，15（01）：10-14.

[102] 李秀萍，俞红梅，徐志伟，等.改良无充气经腋窝腔镜甲状腺手术治疗甲状腺微小乳头状癌的疗效分析[J].中华内分泌外科杂志，2021，15（03）：273-277.

[103] ZHENG G，XU J，WU G，et al. Transoral versus gasless transaxillary endoscopic thyroidectomy：a comparative study [J]. Updates in surgery，2021.

[104] SON S K, KIM J H, BAE J S, et al. Surgical safety and oncologic effectiveness in robotic versus conventional open thyroidectomy in thyroid cancer: a systematic review and meta-analysis [J]. Annals of surgical oncology, 2015, 22 (9): 3022-32.

[105] TAE K, JI Y B, SONG C M, et al. Robotic and Endoscopic Thyroid Surgery: Evolution and Advances [J]. Clinical and experimental otorhinolaryngology, 2019, 12 (1): 1-11.

[106] Ross, 2016 American Thyroid Association Guidelines for Diagnosis and Management of Hyperthyroidism and Other Causes of Thyrotoxicosis (vol 26, pg 1343, 2016). Thyroid, 2017. 27 (11): p. 1462-1462.

[107] JAWAID I, RAJESH S. Hyperparathyroidism (primary) NICE guideline: diagnosis, assessment, and initial management [J]. The British journal of general practice: the journal of the Royal College of General Practitioners, 2020, 70 (696): 362-3.

[108] 田文，贺青卿，姜可伟，等.慢性肾功能衰竭继发甲状旁腺功能亢进外科临床实践专家共识[J].中国实用外科杂志，2016, 36 (05): 481-486.

[109] KIM M, KIM W G, OH H S, et al. Comparison of the Seventh and Eighth Editions of the American Joint Committee on Cancer/Union for International Cancer Control Tumor-Node-Metastasis Staging System for Differentiated Thyroid Cancer [J]. Thyroid: official journal of the American Thyroid Association, 2017, 27 (9): 1149-55.

[110] TUTTLE R M, LEBOEUF R. Follow up approaches in thyroid cancer: a risk adapted paradigm [J]. Endocrinology and metabolism clinics of North America, 2008, 37 (2): 419-35, ix-x.

[111] LOOMIS D, HUANG W, CHEN G. The International Agen-

cy for Research on Cancer（IARC）evaluation of the carcino-genicity of outdoor air pollution：focus on China [J]. Chinese journal of cancer, 2014, 33（4）: 189-96.

[112] Amin MB, E.S., Greene FL, et al, AJCC Cancer Staging Manual. 8th ed New York: Springer, 2017.

[113] NIXON I J, WANG L Y, MIGLIACCI J C, et al. An International Multi-Institutional Validation of Age 55 Years as a Cut-off for Risk Stratification in the AJCC/UICC Staging System for Well-Differentiated Thyroid Cancer [J]. Thyroid: official journal of the American Thyroid Association, 2016, 26 （3）: 373-80.

[114] KIM T H, KIM Y N, KIM H I, et al. Prognostic value of the eighth edition AJCC TNM classification for differentiated thyroid carcinoma [J]. Oral oncology, 2017, 71: 81-6.

[115] [131]I治疗分化型甲状腺癌指南（2021版）[J].中华核医学与分子影像杂志, 2021, 41（04）: 218-241.

[116] TUTTLE R M, TALA H, SHAH J, et al. Estimating risk of recurrence in differentiated thyroid cancer after total thyroidectomy and radioactive iodine remnant ablation: using response to therapy variables to modify the initial risk estimates predicted by the new American Thyroid Association staging system [J]. Thyroid: official journal of the American Thyroid Association, 2010, 20（12）: 1341-9.

[117] VAISMAN F, SHAHA A, FISH S, et al. Initial therapy with either thyroid lobectomy or total thyroidectomy without radioactive iodine remnant ablation is associated with very low rates of structural disease recurrence in properly selected patients with differentiated thyroid cancer [J]. Clinical endocrinology, 2011, 75（1）: 112-9.

[118] 李田军，林岩松，梁军，等. [131]I治疗前刺激性Tg对乳头状甲状腺癌远处转移的预测价值[J].中华核医学与分子影

像杂志, 2012 (03): 189-191.

[119] PEIRIS A N, MEDLOCK D, GAVIN M. Thyroglobulin for Monitoring for Thyroid Cancer Recurrence [J]. Jama, 2019, 321 (12): 1228.

[120] ROSARIO P W, FURTADO MDE S, MOURãO G F, et al. Patients with Papillary Thyroid Carcinoma at Intermediate Risk of Recurrence According to American Thyroid Association Criteria Can Be Reclassified as Low Risk When the Postoperative Thyroglobulin Is Low [J]. Thyroid: official journal of the American Thyroid Association, 2015, 25 (11): 1243-8.

[121] ZHAO T, LIANG J, LI T, et al. Value of serial preablative thyroglobulin measurements: can we address the impact of thyroid remnants? [J]. Nuclear medicine communications, 2016, 37 (6): 632-9.

[122] ZHAO T, LIANG J, LI T, et al. Serial stimulated thyroglobulin measurements are more specific for detecting distant metastatic differentiated thyroid cancer before radioiodine therapy [J]. Chinese journal of cancer research = Chung-kuo yen cheng yen chiu, 2017, 29 (3): 213-22.

[123] MATRONE A, LATROFA F, TORREGROSSA L, et al. Changing Trend of Thyroglobulin Antibodies in Patients With Differentiated Thyroid Cancer Treated With Total Thyroidectomy Without (131) I Ablation [J]. Thyroid: official journal of the American Thyroid Association, 2018, 28 (7): 871-9.

[124] WOEBER K A. THE SIGNIFICANCE OF THYROGLOBULIN ANTIBODIES IN PAPILLARY THYROID CANCER [J]. Endocrine practice: official journal of the American College of Endocrinology and the American Association of Clinical Endocrinologists, 2016, 22 (9): 1132-3.

[125] LAURE GIRAUDET A, AL GHULZAN A, AUPéRIN A, et

al. Progression of medullary thyroid carcinoma: assessment with calcitonin and carcinoembryonic antigen doubling times [J]. European journal of endocrinology, 2008, 158 (2): 239-46.

[126] TUTTLE R M, GANLY I. Risk stratification in medullary thyroid cancer: moving beyond static anatomic staging [J]. Oral oncology, 2013, 49 (7): 695-701.

[127] BIHAN H, BECKER K L, SNIDER R H, et al. Calcitonin precursor levels in human medullary thyroid carcinoma [J]. Thyroid: official journal of the American Thyroid Association, 2003, 13 (8): 819-22.

[128] 慕转转, 李征, 张鑫, 等.经验性[131]I治疗对甲状腺乳头状癌不摄碘肺转移患者价值存疑[J].中国癌症杂志, 2020, 30 (12): 991-995.

[129] PACINI F, AGATE L, ELISEI R, et al. Outcome of differentiated thyroid cancer with detectable serum Tg and negative diagnostic (131) I whole body scan: comparison of patients treated with high (131) I activities versus untreated patients [J]. The Journal of clinical endocrinology and metabolism, 2001, 86 (9): 4092-7.

[130] 丛慧, 梁军, 林岩松.碘难治性分化型甲状腺癌的诊断与靶向治疗[J].国际放射医学核医学杂志, 2015, 39 (01): 25-31.

[131] HAUGEN B R. Radioiodine remnant ablation: current indications and dosing regimens [J]. Endocrine practice: official journal of the American College of Endocrinology and the American Association of Clinical Endocrinologists, 2012, 18 (4): 604-10.

[132] 刘杰蕊, 刘延晴, 李慧, 等.动态危险度评估在中高危无远处转移性分化型甲状腺癌患者随访中的意义[J].中国医学科学院学报, 2020, 42 (02): 222-227.

[133] CHENG L, SA R, LUO Q, et al. Unexplained Hyperthyro-globulinemia in Differentiated Thyroid Cancer Patients as an Indication for Radioiodine Adjuvant Therapy: A Prospective Multicenter Study [J]. Journal of nuclear medicine: official publication, Society of Nuclear Medicine, 2021, 62 (1): 62-8.

[134] JONKLAAS J, SARLIS N J, LITOFSKY D, et al. Outcomes of patients with differentiated thyroid carcinoma following ini-tial therapy [J]. Thyroid: official journal of the American Thy-roid Association, 2006, 16 (12): 1229-42.

[135] SCHVARTZ C, BONNETAIN F, DABAKUYO S, et al. Im-pact on overall survival of radioactive iodine in low-risk differ-entiated thyroid cancer patients [J]. The Journal of clinical en-docrinology and metabolism, 2012, 97 (5): 1526-35.

[136] JONKLAAS J, COOPER D S, AIN K B, et al. Radioiodine therapy in patients with stage I differentiated thyroid cancer [J]. Thyroid: official journal of the American Thyroid Associa-tion, 2010, 20 (12): 1423-4.

[137] 慕转转, 刘杰蕊, 鲁涛, 等. 血清Tg用于远处转移性分化型甲状腺癌 ^{131}I治疗的疗效评估[J]. 中华核医学与分子影像杂志, 2020, 40 (06): 329-333.

[138] HAUGEN B R, ALEXANDER E K, BIBLE K C, et al. 2015 American Thyroid Association Management Guidelines for Adult Patients with Thyroid Nodules and Differentiated Thyroid Cancer: The American Thyroid Association Guide-lines Task Force on Thyroid Nodules and Differentiated Thy-roid Cancer [J]. Thyroid: official journal of the American Thy-roid Association, 2016, 26 (1): 1-133.

[139] LI H, ZHANG Y Q, WANG C, et al. Delayed initial radioio-dine therapy related to incomplete response in low- to interme-diate-risk differentiated thyroid cancer [J]. Clinical endocrinol-

ogy, 2018, 88 (4): 601-6.

[140] PADOVANI R P, KASAMATSU T S, NAKABASHI C C, et al. One month is sufficient for urinary iodine to return to its baseline value after the use of water-soluble iodinated contrast agents in post-thyroidectomy patients requiring radioiodine therapy [J]. Thyroid: official journal of the American Thyroid Association, 2012, 22 (9): 926-30.

[141] VAN NOSTRAND D, AIKEN M, ATKINS F, et al. The utility of radioiodine scans prior to iodine 131 ablation in patients with well-differentiated thyroid cancer [J]. Thyroid: official journal of the American Thyroid Association, 2009, 19 (8): 849-55.

[142] GULEC S A, AHUJA S, AVRAM A M, et al. A Joint Statement from the American Thyroid Association, the European Association of Nuclear Medicine, the European Thyroid Association, the Society of Nuclear Medicine and Molecular Imaging on Current Diagnostic and Theranostic Approaches in the Management of Thyroid Cancer [J]. Thyroid: official journal of the American Thyroid Association, 2021, 31 (7): 1009-19.

[143] ZHANG Y, LIANG J, YANG X, et al. Low-dose radioiodine ablation in differentiated thyroid cancer with macroscopic extrathyroidal extension and low level of preablative-stimulated thyroglobulin [J]. Nuclear medicine communications, 2015, 36 (6): 553-9.

[144] MALLICK U, HARMER C, YAP B, et al. Ablation with low-dose radioiodine and thyrotropin alfa in thyroid cancer [J]. The New England journal of medicine, 2012, 366 (18): 1674-85.

[145] TUTTLE R M. Controversial Issues in Thyroid Cancer Management [J]. Journal of nuclear medicine: official publication,

Society of Nuclear Medicine, 2018, 59（8）: 1187-94.

[146] MAXON H R, 3RD, SMITH H S. Radioiodine-131 in the diagnosis and treatment of metastatic well differentiated thyroid cancer [J]. Endocrinology and metabolism clinics of North America, 1990, 19（3）: 685-718.

[147] CHIESA C, CASTELLANI M R, VELLANI C, et al. Individualized dosimetry in the management of metastatic differentiated thyroid cancer [J]. The quarterly journal of nuclear medicine and molecular imaging: official publication of the Italian Association of Nuclear Medicine（AIMN）[and] the International Association of Radiopharmacology（IAR）, [and] Section of the So, 2009, 53（5）: 546-61.

[148] MAXON H R, THOMAS S R, HERTZBERG V S, et al. Relation between effective radiation dose and outcome of radioiodine therapy for thyroid cancer [J]. The New England journal of medicine, 1983, 309（16）: 937-41.

[149] LASSMANN M, REINERS C, LUSTER M. Dosimetry and thyroid cancer: the individual dosage of radioiodine [J]. Endocrine-related cancer, 2010, 17（3）: R161-72.

[150] TUTTLE R M, LEBOEUF R, ROBBINS R J, et al. Empiric radioactive iodine dosing regimens frequently exceed maximum tolerated activity levels in elderly patients with thyroid cancer [J]. Journal of nuclear medicine: official publication, Society of Nuclear Medicine, 2006, 47（10）: 1587-91.

[151] JARZAB B, HANDKIEWICZ-JUNAK D, WLOCH J. Juvenile differentiated thyroid carcinoma and the role of radioiodine in its treatment: a qualitative review [J]. Endocrine-related cancer, 2005, 12（4）: 773-803.

[152] FARD-ESFAHANI A, EMAMI-ARDEKANI A, FALLAHI B, et al. Adverse effects of radioactive iodine-131 treatment for differentiated thyroid carcinoma [J]. Nuclear medicine com-

munications, 2014, 35 (8): 808-17.

[153] WU J Q, FENG H J, OUYANG W, et al. Systematic evalua-
tion of salivary gland damage following I-131 therapy in differ-
entiated thyroid cancer patients by quantitative scintigraphy
and clinical follow-up [J]. Nuclear medicine communications,
2015, 36 (8): 819-26.

[154] SOLANS R, BOSCH J A, GALOFRé P, et al. Salivary and
lacrimal gland dysfunction (sicca syndrome) after radioio-
dine therapy [J]. Journal of nuclear medicine: official publica-
tion, Society of Nuclear Medicine, 2001, 42 (5): 738-43.

[155] CHEN P, FENG H J, OUYANG W, et al. RISK FACTORS
FOR NONREMISSION AND PROGRESSION-FREE SUR-
VIVAL AFTER I-131 THERAPY IN PATIENTS WITH
LUNG METASTASIS FROM DIFFERENTIATED THYROID
CANCER: A SINGLE-INSTITUTE, RETROSPECTIVE
ANALYSIS IN SOUTHERN CHINA [J]. Endocrine practice:
official journal of the American College of Endocrinology and
the American Association of Clinical Endocrinologists, 2016,
22 (9): 1048-56.

[156] YAISH I, AZEM F, GUTFELD O, et al. A Single Radioac-
tive Iodine Treatment Has a Deleterious Effect on Ovarian Re-
serve in Women with Thyroid Cancer: Results of a Prospec-
tive Pilot Study [J]. Thyroid: official journal of the American
Thyroid Association, 2018, 28 (4): 522-7.

[157] BOURCIGAUX N, RUBINO C, BERTHAUD I, et al. Im-
pact on testicular function of a single ablative activity of 3.7
GBq radioactive iodine for differentiated thyroid carcinoma [J].
Human reproduction (Oxford, England), 2018, 33 (8):
1408-16.

[158] ZHANG Y, LIANG J, LI H, et al. Risk of second primary
breast cancer after radioactive iodine treatment in thyroid can-

甲状腺癌

参考文献

cer: a systematic review and meta-analysis [J]. Nuclear medicine communications, 2016, 37 (2): 110-5.

[159] SUN F, GERRARD G E, ROBERTS J K, et al. Ten Year Experience of Radioiodine Dosimetry: is it Useful in the Management of Metastatic Differentiated Thyroid Cancer? [J]. Clinical oncology (Royal College of Radiologists (Great Britain)), 2017, 29 (5): 310-5.

[160] MU Z Z, ZHANG X, LIN Y S. Identification of Radioactive Iodine Refractory Differentiated Thyroid Cancer [J]. Chonnam medical journal, 2019, 55 (3): 127-35.

[161] SEO J H, LEE S W, AHN B C, et al. Recurrence detection in differentiated thyroid cancer patients with elevated serum level of antithyroglobulin antibody: special emphasis on using (18) F-FDG PET/CT [J]. Clinical endocrinology, 2010, 72 (4): 558-63.

[162] KIM W G, YOON J H, KIM W B, et al. Change of serum antithyroglobulin antibody levels is useful for prediction of clinical recurrence in thyroglobulin-negative patients with differentiated thyroid carcinoma [J]. The Journal of clinical endocrinology and metabolism, 2008, 93 (12): 4683-9.

[163] 张娜，梁军.甲状腺乳头状癌~131I清甲后甲状腺球蛋白抗体变化趋势及其与疗效的关系[J].中华核医学与分子影像杂志, 2018, 38 (03): 168-171.

[164] VERBURG F A, STOKKEL M P, DüREN C, et al. No survival difference after successful (131) I ablation between patients with initially low-risk and high-risk differentiated thyroid cancer [J]. European journal of nuclear medicine and molecular imaging, 2010, 37 (2): 276-83.

[165] YIN Y, MAO Q, CHEN S, et al. A quantitative study about thyroid stunning after diagnostic whole-body scanning with 74 MBq ^{131}I in patients with differentiated thyroid carcinoma [J].

The quarterly journal of nuclear medicine and molecular imaging: official publication of the Italian Association of Nuclear Medicine (AIMN) [and] the International Association of Radiopharmacology (IAR), [and] Section of the So, 2015, 59 (4): 455-61.

[166] YAP B K, MURBY B. No adverse affect in clinical outcome using low preablation diagnostic (131) i activity in differentiated thyroid cancer: refuting thyroid-stunning effect [J]. The Journal of clinical endocrinology and metabolism, 2014, 99 (7): 2433-40.

[167] ETCHEBEHERE E C, SANTOS A O, MATOS P S, et al. Is thyroid stunning clinically relevant? A retrospective analysis of 208 patients [J]. Arquivos brasileiros de endocrinologia e metabologia, 2014, 58 (3): 292-300.

[168] WANG C, ZHANG X, YANG X, et al. PET response assessment in apatinib-treated radioactive iodine-refractory thyroid cancer [J]. Endocrine-related cancer, 2018, 25 (6): 653-63.

[169] ZHAO D, JIN X, LI F, et al. Integrin $\alpha v \beta 3$ imaging of radioactive iodine-refractory thyroid cancer using 99mTc-3PRGD2 [J]. Journal of nuclear medicine: official publication, Society of Nuclear Medicine, 2012, 53 (12): 1872-7.

[170] WANG C, ZHANG X, LI H, et al. Quantitative thyroglobulin response to radioactive iodine treatment in predicting radioactive iodine-refractory thyroid cancer with pulmonary metastasis [J]. PloS one, 2017, 12 (7): e0179664.

[171] SABRA M M, GHOSSEIN R, TUTTLE R M. Time Course and Predictors of Structural Disease Progression in Pulmonary Metastases Arising from Follicular Cell-Derived Thyroid Cancer [J]. Thyroid: official journal of the American Thyroid As-

甲状腺癌

参考文献

sociation, 2016, 26（4）：518-24.

[172] MANOHAR P M, BEESLEY L J, BELLILE E L, et al. Prognostic Value of FDG-PET/CT Metabolic Parameters in Metastatic Radioiodine-Refractory Differentiated Thyroid Cancer [J]. Clinical nuclear medicine, 2018, 43（9）：641-7.

[173] EISENHAUER E A, THERASSE P, BOGAERTS J, et al. New response evaluation criteria in solid tumours：revised RECIST guideline（version 1.1）[J]. European journal of cancer（Oxford, England：1990）, 2009, 45（2）：228-47.

[174] CARAYON P, THOMAS-MORVAN C, CASTANAS E, et al. Human thyroid cancer：membrane thyrotropin binding and adenylate cyclase activity [J]. The Journal of clinical endocrinology and metabolism, 1980, 51（4）：915-20.

[175] BRABANT G. Thyrotropin suppressive therapy in thyroid carcinoma：what are the targets? [J]. The Journal of clinical endocrinology and metabolism, 2008, 93（4）：1167-9.

[176] BIONDI B, COOPER D S. Benefits of thyrotropin suppression versus the risks of adverse effects in differentiated thyroid cancer [J]. Thyroid：official journal of the American Thyroid Association, 2010, 20（2）：135-46.

[177] 关海霞.从经验到循证，理性设定分化型甲状腺癌促甲状腺激素抑制治疗目标[J].中华内科杂志, 2014, 53（09）：694-696.

[178] DIESSL S, HOLZBERGER B, MäDER U, et al. Impact of moderate vs stringent TSH suppression on survival in advanced differentiated thyroid carcinoma [J]. Clinical endocrinology, 2012, 76（4）：586-92.

[179] COOPER D S, SPECKER B, HO M, et al. Thyrotropin suppression and disease progression in patients with differentiated thyroid cancer：results from the National Thyroid Cancer Treatment Cooperative Registry [J]. Thyroid：official journal

of the American Thyroid Association, 1998, 8（9）: 737-44.

[180] JONKLAAS J, SARLIS N J, LITOFSKY D, et al. Outcomes of patients with differentiated thyroid carcinoma following initial therapy [J]. Thyroid: official journal of the American Thyroid Association, 2006, 16（12）: 1229-42.

[181] CARHILL A A, LITOFSKY D R, ROSS D S, et al. Long-Term Outcomes Following Therapy in Differentiated Thyroid Carcinoma: NTCTCS Registry Analysis 1987-2012 [J]. The Journal of clinical endocrinology and metabolism, 2015, 100（9）: 3270-9.

[182] WANG L Y, SMITH A W, PALMER F L, et al. Thyrotropin suppression increases the risk of osteoporosis without decreasing recurrence in ATA low - and intermediate-risk patients with differentiated thyroid carcinoma [J]. Thyroid: official journal of the American Thyroid Association, 2015, 25（3）: 300-7.

[183] PARK S, KIM W G, HAN M, et al. Thyrotropin Suppressive Therapy for Low-Risk Small Thyroid Cancer: A Propensity Score-Matched Cohort Study [J]. Thyroid: official journal of the American Thyroid Association, 2017, 27（9）: 1164-70.

[184] LAMARTINA L, MONTESANO T, FALCONE R, et al. IS IT WORTH SUPPRESSING TSH IN LOW- AND INTERMEDIATE-RISK PAPILLARY THYROID CANCER PATIENTS BEFORE THE FIRST DISEASE ASSESSMENT? [J]. Endocrine practice: official journal of the American College of Endocrinology and the American Association of Clinical Endocrinologists, 2019, 25（2）: 165-9.

[185] LEE M C, KIM M J, CHOI H S, et al. Postoperative Thyroid-Stimulating Hormone Levels Did Not Affect Recurrence

after Thyroid Lobectomy in Patients with Papillary Thyroid Cancer [J]. Endocrinology and metabolism（Seoul, Korea）, 2019, 34（2）: 150-7.

[186] LEE Y M, JEON M J, KIM W W, et al. Optimal Thyrotropin Suppression Therapy in Low-Risk Thyroid Cancer Patients after Lobectomy [J]. Journal of clinical medicine, 2019, 8（9）.

[187] 甲状腺结节和分化型甲状腺癌诊治指南[J].中华内分泌代谢杂志, 2012（10）: 779-797.

[188] JONKLAAS J, BIANCO A C, CAPPOLA A R, et al. Evidence-Based Use of Levothyroxine/Liothyronine Combinations in Treating Hypothyroidism: A Consensus Document [J]. Thyroid: official journal of the American Thyroid Association, 2021, 31（2）: 156-82.

[189] HOVENS G C, STOKKEL M P, KIEVIT J, et al. Associations of serum thyrotropin concentrations with recurrence and death in differentiated thyroid cancer [J]. The Journal of clinical endocrinology and metabolism, 2007, 92（7）: 2610-5.

[190] BACH-HUYNH T G, NAYAK B, LOH J, et al. Timing of levothyroxine administration affects serum thyrotropin concentration [J]. The Journal of clinical endocrinology and metabolism, 2009, 94（10）: 3905-12.

[191] BIONDI B, WARTOFSKY L. Treatment with thyroid hormone [J]. Endocrine reviews, 2014, 35（3）: 433-512.

[192] 成人甲状腺功能减退症诊治指南[J].中华内分泌代谢杂志, 2017, 33（02）: 167-180.

[193] BIONDI B, COOPER D S. Thyroid Hormone Suppression Therapy [J]. Endocrinology and metabolism clinics of North America, 2019, 48（1）: 227-37.

[194] FLYNN R W, BONELLIE S R, JUNG R T, et al. Serum thyroid-stimulating hormone concentration and morbidity from

cardiovascular disease and fractures in patients on long-term thyroxine therapy [J]. The Journal of clinical endocrinology and metabolism, 2010, 95 (1): 186-93.

[195] KLEIN HESSELINK E N, KLEIN HESSELINK M S, DE BOCK G H, et al. Long-term cardiovascular mortality in patients with differentiated thyroid carcinoma: an observational study [J]. Journal of clinical oncology: official journal of the American Society of Clinical Oncology, 2013, 31 (32): 4046-53.

[196] MAZZIOTTI G, FORMENTI A M, FRARA S, et al. High Prevalence of Radiological Vertebral Fractures in Women on Thyroid-Stimulating Hormone-Suppressive Therapy for Thyroid Carcinoma [J]. The Journal of clinical endocrinology and metabolism, 2018, 103 (3): 956-64.

[197] PAJAMäKI N, METSO S, HAKALA T, et al. Long-term cardiovascular morbidity and mortality in patients treated for differentiated thyroid cancer [J]. Clinical endocrinology, 2018, 88 (2): 303-10.

[198] SUH B, SHIN D W, PARK Y, et al. Increased cardiovascular risk in thyroid cancer patients taking levothyroxine: a nationwide cohort study in Korea [J]. European journal of endocrinology, 2019, 180 (1): 11-20.

[199] 妊娠和产后甲状腺疾病诊治指南（第2版）[J].中华内分泌代谢杂志, 2019 (08): 636-665.

[200] BIONDI B, FILETTI S, SCHLUMBERGER M. Thyroid-hormone therapy and thyroid cancer: a reassessment [J]. Nature clinical practice Endocrinology & metabolism, 2005, 1 (1): 32-40.

[201] PARK J W, CHOI S H, YOON H I, et al. Treatment outcomes of radiotherapy for anaplastic thyroid cancer [J]. Radiation oncology journal, 2018, 36 (2): 103-13.

[202] ZUNINO A，PITOIA F，FAURE E，et al. Unusual metastases from differentiated thyroid carcinoma：analysis of 36 cases [J]. Endocrine，2019，65（3）：630-6.

[203] LINSKEY M E，ANDREWS D W，ASHER A L，et al. The role of stereotactic radiosurgery in the management of patients with newly diagnosed brain metastases：a systematic review and evidence-based clinical practice guideline [J]. Journal of neuro-oncology，2010，96（1）：45-68.

[204] 朱精强，田文，苏安平.甲状腺围手术期甲状旁腺功能保护指南（2018版）[J]. 中国实用外科杂志，2018，38（10）：1108-1113.

[205] BOLLERSLEV J，REJNMARK L，MARCOCCI C，et al. European Society of Endocrinology Clinical Guideline：Treatment of chronic hypoparathyroidism in adults [J]. European journal of endocrinology，2015，173（2）：G1-20.

[206] ORLOFF L A，WISEMAN S M，BERNET V J，et al. American Thyroid Association Statement on Postoperative Hypoparathyroidism：Diagnosis，Prevention，and Management in Adults [J]. Thyroid：official journal of the American Thyroid Association，2018，28（7）：830-41.

[207] MITCHELL D M，REGAN S，COOLEY M R，et al. Long-term follow-up of patients with hypoparathyroidism [J]. The Journal of clinical endocrinology and metabolism，2012，97（12）：4507-14.

[208] MANNSTADT M，CLARKE B L，VOKES T，et al. Efficacy and safety of recombinant human parathyroid hormone（1-84）in hypoparathyroidism（REPLACE）：a double-blind，placebo-controlled，randomised，phase 3 study [J]. The lancet Diabetes & endocrinology，2013，1（4）：275-83.

[209] LAKATOS P，BAJNOK L，LAGAST H，et al. AN OPEN-LABEL EXTENSION STUDY OF PARATHYROID HOR-

MONE RHPTH（1-84）IN ADULTS WITH HYPOPARA-
THYROIDISM [J]. Endocrine practice：official journal of the
American College of Endocrinology and the American Associa-
tion of Clinical Endocrinologists, 2016, 22（5）：523-32.

[210] JACOMINA L E, JACINTO J K M, CO L B A, et al. The
Role of postoperative external beam radiotherapy for differenti-
ated thyroid carcinoma：A Systematic review and meta-analy-
sis [J]. Head & neck, 2020, 42（8）：2181-93.

[211] ROWELL N P. The role of external beam radiotherapy in the
management of medullary carcinoma of the thyroid：A system-
atic review [J]. Radiotherapy and oncology：journal of the Eu-
ropean Society for Therapeutic Radiology and Oncology,
2019, 136：113-20.

[212] SERVAGI VERNAT S, KHALIFA J, SUN X S, et al. 10-
Year Locoregional Control with Postoperative External Beam
Radiotherapy in Patients with Locally Advanced High-Risk
Non-Anaplastic Thyroid Carcinoma De Novo or at Relapse, a
Propensity Score Analysis [J]. Cancers, 2019, 11（6）.

[213] TEREZAKIS S A, LEE K S, GHOSSEIN R A, et al. Role of
external beam radiotherapy in patients with advanced or recur-
rent nonanaplastic thyroid cancer：Memorial Sloan-kettering
Cancer Center experience [J]. International journal of radiation
oncology, biology, physics, 2009, 73（3）：795-801.

[214] JIN M, MEGWALU U C, NOEL J E. External Beam Radio-
therapy for Medullary Thyroid Cancer Following Total or Near-
Total Thyroidectomy [J]. Otolaryngology--head and neck sur-
gery：official journal of American Academy of Otolaryngolo-
gy-Head and Neck Surgery, 2021, 164（1）：97-103.

[215] NERVO A, RAGNI A, RETTA F, et al. Bone metastases
from differentiated thyroid carcinoma：current knowledge and
open issues [J]. Journal of endocrinological investigation,

2021, 44 (3): 403-19.

[216] IñIGUEZ-ARIZA N M, BIBLE K C, CLARKE B L. Bone metastases in thyroid cancer [J]. Journal of bone oncology, 2020, 21: 100282.

[217] FAN D, MA J, BELL A C, et al. Outcomes of multimodal therapy in a large series of patients with anaplastic thyroid cancer [J]. Cancer, 2020, 126 (2): 444-52.

[218] SAEED N A, KELLY J R, DESHPANDE H A, et al. Adjuvant external beam radiotherapy for surgically resected, non-metastatic anaplastic thyroid cancer [J]. Head & neck, 2020, 42 (5): 1031-44.

[219] RIEBER J, STREBLOW J, UHLMANN L, et al. Stereotactic body radiotherapy (SBRT) for medically inoperable lung metastases-A pooled analysis of the German working group "stereotactic radiotherapy" [J]. Lung cancer (Amsterdam, Netherlands), 2016, 97: 51-8.

[220] BRIERLEY J, SHERMAN E. The role of external beam radiation and targeted therapy in thyroid cancer [J]. Seminars in radiation oncology, 2012, 22 (3): 254-62.

[221] SUN X S, SUN S R, GUEVARA N, et al. Indications of external beam radiation therapy in non-anaplastic thyroid cancer and impact of innovative radiation techniques [J]. Critical reviews in oncology/hematology, 2013, 86 (1): 52-68.

[222] ISHIGAKI T, URUNO T, SUGINO K, et al. Stereotactic radiotherapy using the CyberKnife is effective for local control of bone metastases from differentiated thyroid cancer [J]. Journal of radiation research, 2019, 60 (6): 831-6.

[223] MAKITA K, HAMAMOTO Y, TSURUOKA S, et al. Treatment intensity and control rates in combining external-beam radiotherapy and radioactive iodine therapy for metastatic or recurrent differentiated thyroid cancer [J]. International journal

of clinical oncology, 2020, 25 (4): 691-7.

[224] PIERIE J P, MUZIKANSKY A, GAZ R D, et al. The effect of surgery and radiotherapy on outcome of anaplastic thyroid carcinoma [J]. Annals of surgical oncology, 2002, 9 (1): 57-64.

[225] SMALLRIDGE R C, AIN K B, ASA S L, et al. American Thyroid Association guidelines for management of patients with anaplastic thyroid cancer [J]. Thyroid: official journal of the American Thyroid Association, 2012, 22 (11): 1104-39.

[226] TIAN S, SWITCHENKO J M, FEI T, et al. Survival advantage of chemoradiotherapy in anaplastic thyroid carcinoma: Propensity score matched analysis with multiple subgroups [J]. Head & neck, 2020, 42 (4): 678-87.

[227] KWON J, KIM B H, JUNG H W, et al. The prognostic impacts of postoperative radiotherapy in the patients with resected anaplastic thyroid carcinoma: A systematic review and meta-analysis [J]. European journal of cancer (Oxford, England: 1990), 2016, 59: 34-45.

[228] WANG Y, TSANG R, ASA S, et al. Clinical outcome of anaplastic thyroid carcinoma treated with radiotherapy of once-and twice-daily fractionation regimens [J]. Cancer, 2006, 107 (8): 1786-92.

[229] SHERMAN E J, LIM S H, HO A L, et al. Concurrent doxorubicin and radiotherapy for anaplastic thyroid cancer: a critical re-evaluation including uniform pathologic review [J]. Radiotherapy and oncology: journal of the European Society for Therapeutic Radiology and Oncology, 2011, 101 (3): 425-30.

[230] PENG G, WANG T, YANG K Y, et al. A prospective, randomized study comparing outcomes and toxicities of intensity-

modulated radiotherapy vs. conventional two-dimensional radiotherapy for the treatment of nasopharyngeal carcinoma [J]. Radiotherapy and oncology: journal of the European Society for Therapeutic Radiology and Oncology, 2012, 104（3）: 286-93.

[231] POON D M C, KAM M K M, JOHNSON D, et al. Durability of the parotid-sparing effect of intensity-modulated radiotherapy（IMRT）in early stage nasopharyngeal carcinoma: A 15-year follow-up of a randomized prospective study of IMRT versus two-dimensional radiotherapy [J]. Head & neck, 2021, 43（6）: 1711-20.

[232] FOOTE R L, MOLINA J R, KASPERBAUER J L, et al. Enhanced survival in locoregionally confined anaplastic thyroid carcinoma: a single-institution experience using aggressive multimodal therapy [J]. Thyroid: official journal of the American Thyroid Association, 2011, 21（1）: 25-30.

[233] OLIINYK D, AUGUSTIN T, KOEHLER V F, et al. Hypofractionated Radiotherapy for Anaplastic Thyroid Cancer: Systematic Review and Pooled Analysis [J]. Cancers, 2020, 12（9）.

[234] BESIC N, GAZIC B. Sites of metastases of anaplastic thyroid carcinoma: autopsy findings in 45 cases from a single institution [J]. Thyroid: official journal of the American Thyroid Association, 2013, 23（6）: 709-13.

[235] ZHANG M, TUFANO R P, RUSSELL J O, et al. Ultrasound-Guided Radiofrequency Ablation Versus Surgery for Low-Risk Papillary Thyroid Microcarcinoma: Results of Over 5 Years' Follow-Up [J]. Thyroid: official journal of the American Thyroid Association, 2020, 30（3）: 408-17.

[236] LI J, LIU Y, LIU J, et al. A comparative study of short-term efficacy and safety for thyroid micropapillary carcinoma

patients after microwave ablation or surgery [J]. International journal of hyperthermia: the official journal of European Society for Hyperthermic Oncology, North American Hyperthermia Group, 2019, 36（1）: 640-6.

[237] LIM H K, CHO S J, BAEK J H, et al. US-Guided Radiofrequency Ablation for Low-Risk Papillary Thyroid Microcarcinoma: Efficacy and Safety in a Large Population [J]. Korean journal of radiology, 2019, 20（12）: 1653-61.

[238] SUN W, ZHANG H, HE L, et al. Surgery After Ultrasound-Guided Radiofrequency Ablation for Papillary Thyroid Carcinoma in 21 Patients: A Retrospective Study from a Single Center in China [J]. Medical science monitor: international medical journal of experimental and clinical research, 2020, 26: e928391.

[239] VALCAVI R, PIANA S, BORTOLAN G S, et al. Ultrasound-guided percutaneous laser ablation of papillary thyroid microcarcinoma: a feasibility study on three cases with pathological and immunohistochemical evaluation [J]. Thyroid: official journal of the American Thyroid Association, 2013, 23（12）: 1578-82.

[240] 高明，葛明华，嵇庆海，等.甲状腺微小乳头状癌诊断与治疗中国专家共识（2016版）[J].中国肿瘤临床，2016，43（10）: 405-411.

[241] 葛明华，徐栋，杨安奎，等.甲状腺良性结节、微小癌及颈部转移性淋巴结热消融治疗专家共识（2018版）[J].中国肿瘤，2018，27（10）: 768-773.

[242] BROSE M S, NUTTING C M, JARZAB B, et al. Sorafenib in radioactive iodine-refractory, locally advanced or metastatic differentiated thyroid cancer: a randomised, double-blind, phase 3 trial [J]. Lancet（London, England），2014，384（9940）: 319-28.

[243] SCHLUMBERGER M, TAHARA M, WIRTH L J, et al. Lenvatinib versus placebo in radioiodine-refractory thyroid cancer [J]. The New England journal of medicine, 2015, 372 (7): 621-30.

[244] Lin YS, Qin SK, Li ZY, et al. Apatinib vs Placebo in Patients With Locally Advanced or Metastatic, Radioactive Iodine-Refractory Differentiated Thyroid Cancer: The REALITY Randomized Clinical Trial [J]. JAMA Oncology, 2022, 8 (2): 242-250.

[245] Chi Y, G.M., Zhang Y, et al., LBA88 Anlotinib in locally advanced or metastatic radioiodine-refractory differentiated thyroid carcinoma: a randomized, double-blind, multicenter phase II trial. Presented at: ESMO Virtual Congress 2020; Abstract LBA88.

[246] CHEN J, JI Q, BAI C, et al. Surufatinib in Chinese Patients with Locally Advanced or Metastatic Differentiated Thyroid Cancer and Medullary Thyroid Cancer: A Multicenter, Open-Label, Phase II Trial [J]. Thyroid: official journal of the American Thyroid Association, 2020, 30 (9): 1245-53.

[247] SUBBIAH V, HU M I, WIRTH L J, et al. Pralsetinib for patients with advanced or metastatic RET-altered thyroid cancer (ARROW): a multi-cohort, open-label, registrational, phase 1/2 study [J]. The lancet Diabetes & endocrinology, 2021, 9 (8): 491-501.

[248] WIRTH L J, SHERMAN E, ROBINSON B, et al. Efficacy of Selpercatinib in RET-Altered Thyroid Cancers [J]. The New England journal of medicine, 2020, 383 (9): 825-35.

[249] DRILON A, LAETSCH T W, KUMMAR S, et al. Efficacy of Larotrectinib in TRK Fusion-Positive Cancers in Adults and Children [J]. The New England journal of medicine,

2018，378（8）：731–9.

[250] Wells，S.A.，B.G. Robinson，and R.F. Gagel，Vandetanib in Patients With Locally Advanced or Metastatic Medullary Thyroid Cancer：A Randomized，Double-Blind Phase III Trial（vol 30，pg 134，2012）. Journal of Clinical Oncology，2013. 31（24）：p. 3049–3049.

[251] SCHLUMBERGER M，ELISEI R，MüLLER S，et al. Overall survival analysis of EXAM，a phase III trial of cabozantinib in patients with radiographically progressive medullary thyroid carcinoma [J]. Annals of oncology：official journal of the European Society for Medical Oncology，2017，28（11）：2813–9.

[252] BROSE M S，FRENETTE C T，KEEFE S M，et al. Management of sorafenib-related adverse events：a clinician's perspective [J]. Seminars in oncology，2014，41 Suppl 2：S1–s16.

[253] 郭晔，梁军，吕静，等.碘难治性分化型甲状腺癌靶向药物不良反应管理专家共识（2018年版）[J].中国癌症杂志，2018，28（07）：545–553.

[254] REED N，GLEN H，GERRARD G，et al. Expert Consensus on the Management of Adverse Events During Treatment with Lenvatinib for Thyroid Cancer [J]. Clinical oncology（Royal College of Radiologists（Great Britain）），2020，32（5）：e145–e53.

[255] MIDDENDORP M，GRüNWALD F. Update on recent developments in the therapy of differentiated thyroid cancer [J]. Seminars in nuclear medicine，2010，40（2）：145–52.

[256] MATUSZCZYK A，PETERSENN S，BOCKISCH A，et al. Chemotherapy with doxorubicin in progressive medullary and thyroid carcinoma of the follicular epithelium [J]. Hormone and metabolic research = Hormon－und Stoffwechselforschung =

131

Hormones et metabolisme，2008，40（3）：210-3.

[257] CAPDEVILA J，WIRTH L J，ERNST T，et al. PD-1 Block-ade in Anaplastic Thyroid Carcinoma [J]. Journal of clinical on-cology：official journal of the American Society of Clinical On-cology，2020，38（23）：2620-7.

[258] SHOUP M，STOJADINOVIC A，NISSAN A，et al. Prognos-tic indicators of outcomes in patients with distant metastases from differentiated thyroid carcinoma [J]. Journal of the Ameri-can College of Surgeons，2003，197（2）：191-7.

[259] EUSTATIA-RUTTEN C F，SMIT J W，ROMIJN J A，et al. Diagnostic value of serum thyroglobulin measurements in the follow-up of differentiated thyroid carcinoma，a structured meta-analysis [J]. Clinical endocrinology，2004，61（1）：61-74.

[260] 关海霞，陆汉魁.重组人促甲状腺激素在甲状腺疾病诊治中的应用[J].中华核医学与分子影像杂志，2012（04）：311-314.

[261] SCHLUMBERGER M，BERG G，COHEN O，et al. Follow-up of low-risk patients with differentiated thyroid carcinoma：a European perspective [J]. European journal of endocrinology，2004，150（2）：105-12.

[262] CASTAGNA M G，BRILLI L，PILLI T，et al. Limited value of repeat recombinant human thyrotropin（rhTSH）-stimulat-ed thyroglobulin testing in differentiated thyroid carcinoma pa-tients with previous negative rhTSH-stimulated thyroglobulin and undetectable basal serum thyroglobulin levels [J]. The Journal of clinical endocrinology and metabolism，2008，93（1）：76-81.

[263] PACINI F，MOLINARO E，CASTAGNA M G，et al. Recom-binant human thyrotropin-stimulated serum thyroglobulin com-bined with neck ultrasonography has the highest sensitivity in

monitoring differentiated thyroid carcinoma [J]. The Journal of clinical endocrinology and metabolism, 2003, 88 (8): 3668-73.

[264] KOUVARAKI M A, SHAPIRO S E, FORNAGE B D, et al. Role of preoperative ultrasonography in the surgical management of patients with thyroid cancer [J]. Surgery, 2003, 134 (6): 946-54; discussion 54-5.

[265] TORLONTANO M, CROCETTI U, AUGELLO G, et al. Comparative evaluation of recombinant human thyrotropin-stimulated thyroglobulin levels, ^{131}I whole-body scintigraphy, and neck ultrasonography in the follow-up of patients with papillary thyroid microcarcinoma who have not undergone radioiodine therapy [J]. The Journal of clinical endocrinology and metabolism, 2006, 91 (1): 60-3.

[266] SNOZEK C L, CHAMBERS E P, READING C C, et al. Serum thyroglobulin, high-resolution ultrasound, and lymph node thyroglobulin in diagnosis of differentiated thyroid carcinoma nodal metastases [J]. The Journal of clinical endocrinology and metabolism, 2007, 92 (11): 4278-81.

[267] CUNHA N, RODRIGUES F, CURADO F, et al. Thyroglobulin detection in fine-needle aspirates of cervical lymph nodes: a technique for the diagnosis of metastatic differentiated thyroid cancer [J]. European journal of endocrinology, 2007, 157 (1): 101-7.

[268] ROBENSHTOK E, FISH S, BACH A, et al. Suspicious cervical lymph nodes detected after thyroidectomy for papillary thyroid cancer usually remain stable over years in properly selected patients [J]. The Journal of clinical endocrinology and metabolism, 2012, 97 (8): 2706-13.

[269] PACINI F, CAPEZZONE M, ELISEI R, et al. Diagnostic 131-iodine whole-body scan may be avoided in thyroid cancer

patients who have undetectable stimulated serum Tg levels after initial treatment [J]. The Journal of clinical endocrinology and metabolism, 2002, 87 (4): 1499-501.

[270] TORLONTANO M, CROCETTI U, D'ALOISO L, et al. Serum thyroglobulin and ^{131}I whole body scan after recombinant human TSH stimulation in the follow-up of low-risk patients with differentiated thyroid cancer [J]. European journal of endocrinology, 2003, 148 (1): 19-24.

[271] MAZZAFERRI E L, ROBBINS R J, SPENCER C A, et al. A consensus report of the role of serum thyroglobulin as a monitoring method for low-risk patients with papillary thyroid carcinoma [J]. The Journal of clinical endocrinology and metabolism, 2003, 88 (4): 1433-41.

[272] Schlumberger, M.J., Medical progress – Papillary and follicular thyroid carcinoma. New England Journal of Medicine, 1998. 338 (5): p. 297-306.

[273] AHN J E, LEE J H, YI J S, et al. Diagnostic accuracy of CT and ultrasonography for evaluating metastatic cervical lymph nodes in patients with thyroid cancer [J]. World journal of surgery, 2008, 32 (7): 1552-8.

[274] CHOI J S, KIM J, KWAK J Y, et al. Preoperative staging of papillary thyroid carcinoma: comparison of ultrasound imaging and CT [J]. AJR American journal of roentgenology, 2009, 193 (3): 871-8.

[275] WANG J C, TAKASHIMA S, TAKAYAMA F, et al. Tracheal invasion by thyroid carcinoma: prediction using MR imaging [J]. AJR American journal of roentgenology, 2001, 177 (4): 929-36.

[276] WANG J, TAKASHIMA S, MATSUSHITA T, et al. Esophageal invasion by thyroid carcinomas: prediction using magnetic resonance imaging [J]. Journal of computer assisted tomogra-

phy，2003，27（1）：18-25.

[277] LARSON S M，ROBBINS R. Positron emission tomography in thyroid cancer management [J]. Seminars in roentgenology，2002，37（2）：169-74.

[278] LEBOULLEUX S，SCHROEDER P R，BUSAIDY N L，et al. Assessment of the incremental value of recombinant thyrotropin stimulation before 2-[18F]-Fluoro-2-deoxy-D-glucose positron emission tomography/computed tomography imaging to localize residual differentiated thyroid cancer [J]. The Journal of clinical endocrinology and metabolism，2009，94（4）：1310-6.

[279] GIOVANELLA L，CLARK P M，CHIOVATO L，et al. Thyroglobulin measurement using highly sensitive assays in patients with differentiated thyroid cancer：a clinical position paper [J]. European journal of endocrinology，2014，171（2）：R33-46.

[280] SPENCER C A. Clinical review：Clinical utility of thyroglobulin antibody（TgAb）measurements for patients with differentiated thyroid cancers（DTC）[J]. The Journal of clinical endocrinology and metabolism，2011，96（12）：3615-27.

[281] GRANI G，FUMAROLA A. Thyroglobulin in lymph node fine-needle aspiration washout：a systematic review and meta-analysis of diagnostic accuracy [J]. The Journal of clinical endocrinology and metabolism，2014，99（6）：1970-82.

[282] TORLONTANO M，ATTARD M，CROCETTI U，et al. Follow-up of low risk patients with papillary thyroid cancer：role of neck ultrasonography in detecting lymph node metastases [J]. The Journal of clinical endocrinology and metabolism，2004，89（7）：3402-7.

[283] 陈立波，丁勇，关海霞，等.中国临床肿瘤学会（CSCO）持续/复发及转移性分化型甲状腺癌诊疗指南-2019[J].肿

瘤预防与治疗，2019，32（12）：1051-1080.

[284] GRANI G，RAMUNDO V，FALCONE R，et al. Thyroid Cancer Patients With No Evidence of Disease：The Need for Repeat Neck Ultrasound [J]. The Journal of clinical endocrinology and metabolism，2019，104（11）：4981-9.

[285] CASTAGNA M G，MAINO F，CIPRI C，et al. Delayed risk stratification，to include the response to initial treatment（surgery and radioiodine ablation），has better outcome predictivity in differentiated thyroid cancer patients [J]. European journal of endocrinology，2011，165（3）：441-6.

[286] MIYAUCHI A，KUDO T，MIYA A，et al. Prognostic impact of serum thyroglobulin doubling-time under thyrotropin suppression in patients with papillary thyroid carcinoma who underwent total thyroidectomy [J]. Thyroid：official journal of the American Thyroid Association，2011，21（7）：707-16.

[287] 131I治疗分化型甲状腺癌指南（2021版）[J].中华核医学与分子影像杂志，2021，41（04）：218-241.

[288] WALTER M A，MEIER C，RADIMERSKI T，et al. Procalcitonin levels predict clinical course and progression-free survival in patients with medullary thyroid cancer [J]. Cancer，2010，116（1）：31-40.

[289] CUPISTI K，WOLF A，RAFFEL A，et al. Long-term clinical and biochemical follow-up in medullary thyroid carcinoma：a single institution's experience over 20 years [J]. Annals of surgery，2007，246（5）：815-21.

[290] MIYAUCHI A，ONISHI T，MORIMOTO S，et al. Relation of doubling time of plasma calcitonin levels to prognosis and recurrence of medullary thyroid carcinoma [J]. Annals of surgery，1984，199（4）：461-6.

[291] BAEK H S，JEONG C H，HA J，et al. Cost-Effectiveness Analysis of Active Surveillance Compared to Early Surgery in

Small Papillary Thyroid Cancer: A Systemic Review [J]. Cancer management and research, 2021, 13: 6721-30.

[292] ITO Y, MIYAUCHI A, INOUE H, et al. An observational trial for papillary thyroid microcarcinoma in Japanese patients [J]. World journal of surgery, 2010, 34 (1): 28-35.

[293] PATRONE R, VELOTTI N, MASONE S, et al. Management of Low-Risk Thyroid Cancers: Is Active Surveillance a Valid Option? A Systematic Review of the Literature [J]. Journal of clinical medicine, 2021, 10 (16).

[294] ITO Y, MIYAUCHI A, KIHARA M, et al. Patient age is significantly related to the progression of papillary microcarcinoma of the thyroid under observation [J]. Thyroid: official journal of the American Thyroid Association, 2014, 24 (1): 27-34.

[295] PITOIA F, SMULEVER A. Active surveillance in low risk papillary thyroid carcinoma [J]. World journal of clinical oncology, 2020, 11 (6): 320-36.

[296] SARAVANA-BAWAN B, BAJWA A, PATERSON J, et al. Active surveillance of low-risk papillary thyroid cancer: A meta-analysis [J]. Surgery, 2020, 167 (1): 46-54.

[297] PUSZTASZERI M P, TAMILIA M, PAYNE R J. Active surveillance for low-risk small papillary thyroid cancer in North American countries: past, present and future (bridging the gap between North American and Asian practices) [J]. Gland surgery, 2020, 9 (5): 1685-97.

[298] RANDLE R W, BUSHMAN N M, ORNE J, et al. Papillary Thyroid Cancer: The Good and Bad of the "Good Cancer" [J]. Thyroid: official journal of the American Thyroid Association, 2017, 27 (7): 902-7.

[299] JENSEN C B, SAUCKE M C, PITT S C. Active surveillance for thyroid Cancer: a qualitative study of barriers and facilita-

甲状腺癌

参考文献

tors to implementation [J]. BMC cancer, 2021, 21 （1）: 471.

[300] D'AGOSTINO T A, SHUK E, MALONEY E K, et al. Treatment decision making in early-stage papillary thyroid cancer [J]. Psycho-oncology, 2018, 27 （1）: 61-8.

[301] 樊代明. 整合肿瘤学·基础卷[M]. 西安: 世界图书出版西安有限公司, 2021.